La cirugía que más pesa

Mi camino con manga y bypass gástrico

(2.ª edición)

I0416562

Mariana den Hollander Miranda

Copyright © 2023 Mariana den Hollander
All rights reserved.

Para mi Tía Isabel, siempre.

AGRADECIMIENTOS

A la maravillosa comunidad en Instagram de @marianadenhollander_libros: son ustedes quienes me dejaron en claro que este libro tenía que existir ya. No en seis meses, o siendo un capítulo de otro libro, no. Era ya. Les dedico este libro con todo mi amor.

A Sven, mi compañero de vida que me sostiene la mano con una sonrisa y que desde 2015 vive conmigo las secuelas de una decisión que tomé tantos años atrás, en el 2009. Es él quien ha vivido la realidad diaria de mis síntomas.

A Erika Wrede, Catalina Brenes y Daniela Miranda, por sumergirse en este viaje de mis libros una y otra vez. Ustedes me ayudan a sentirme invencible.

A mi nutricionista de la alimentación intuitiva, Raquel Lobatón, por su trabajo incansable de traer justicia y liberación corporal a la comunidad de cuerpos diversos hispanohablantes.

A mi psicóloga especializada en trastornos de la conducta alimentaria (TCA) alineada con Salud en todas las tallas, Haica Rosenfeld, por educar y por ayudarme a sanar mi relación con la comida y aprender a verla con amor; y a mí misma, con autocompasión.

Todo mi amor y admiración a Valentina, Javier, Artemisa, Aleja, Paulina, Yesi, Marcela, Kathya, Denise y Lupita por contar sus historias en este libro. Ustedes son parte de mi aprendizaje, mi sanación y motivación para compartir lo que vivimos. ¡Somos comunidad!

Lo que especialistas dicen de
La cirugía que más pesa

«*La cirugía que más pesa* es una ventana generosa que Mariana ha abierto a su vida, proporcionándonos la magnífica oportunidad de conocer con detalle el mundo de la cirugía bariátrica. Este libro es un acto de vulnerabilidad que beneficiará a todas las personas que por alguna razón estén interesadas en aprender más acerca de la cirugía bariátrica. Si has estado considerando la cirugía bariátrica, necesitas leer este libro para tomar una decisión informada. Lamentablemente, no hay suficiente información científica de las secuelas a largo plazo de esta cirugía, por lo que los mismos médicos no te ofrecerán la información que encontrarás acá. Si ya te hiciste la cirugía bariátrica y has estado batallando síntomas y secuelas posiblemente derivadas de esta, *La cirugía que más pesa* validará tus experiencias y te guiará en cuanto a los próximos pasos que puedes tomar para atender tu salud con compasión y sentirte mejor. Si eres un familiar o allegado a alguien que esté sufriendo secuelas de la cirugía bariátrica o que esté considerándola, este libro será un recurso invaluable para apoyar a tu ser querido en su toma de decisiones. Y si eres profesional de salud, la lectura de *La cirugía que más pesa* es obligatoria para entender, desde la experiencia de personas que se han sometido a la cirugía bariátrica, el daño que causa la cultura de las dietas, el estigma de peso y la gordofobia. Es un honor y un privilegio ser parte de la historia de Mariana y acompañarla en un proceso que espero sea sanador y respetuoso, desde los enfoques de Salud en todas las tallas y alimentación intuitiva».

Dra. Haica Rosenfeld — Psicóloga especializada en Trastornos de la Conducta Alimentaria, Salud en todas las tallas, anti-dieta y alimentación mindful (Estados Unidos)

«¡Otro libro sin talla! Mariana nos habla de manera genuina, aterrizada y humanizante acerca de la cirugía bariátrica, brindándonos un abordaje bio-psico-social que en definitiva genera reflexión y promueve al cambio, dándole voz a un tema totalmente silenciado».

Melissa Mata — Psicóloga especializada en TREC y Terapia Cognitivo Conductual (Costa Rica)

«¿Cuánto pesa el valor que nos damos?

La cirugía que más pesa es un testimonio vivo de una mujer extraordinaria y generosa, que comparte con nosotros su experiencia después de una cirugía que cambió su vida para siempre.

Mariana den Hollander comunica desde el alma los altibajos que en su salud física, mental y emocional se presentaron a partir de un procedimiento bariátrico, así como los valiosos testimonios de aquellas personas que al escucharla se atrevieron a alzar la voz y platicar acerca de sus propias secuelas.

Este libro es un espacio abierto a la reflexión que nos lleva a reconsiderar el valor que nos damos como personas, en donde la autora propone, a manera de cálido consejo, una mejor opción hacia el camino de la autoaceptación, el amor propio y la reconciliación con nuestra alimentación y nuestro cuerpo».

Rosario Espino — Nutrióloga especialista en Alimentación consciente y experta en psiconutrición (México)

Índice

Prólogo

La cultura de las dietas es ese sistema de creencias que nos ha llevado a asumir como verdad absoluta que existe una forma correcta (y una incorrecta) de tener un cuerpo. Los mensajes de este discurso son claros: todos los cuerpos están destinados a ser delgados, los cuerpos gordos son entonces inadecuados, son cuerpos en transición que deberían disciplinarse para acceder a esa delgadez señalada como un imperativo social y moral. Bajo esta narrativa se nos ha condicionado a pensar que todxs nosotrxs tenemos la capacidad de manipular y controlar el tamaño de nuestro cuerpo y que, además, tenemos la obligación de perseguir la delgadez de forma constante, a toda costa y por todos los medios posibles.

La narrativa dominante que se desprende del modelo médico hegemónico centrado en peso, ha llevado también a que colectivamente asumamos que la gordura es un sinónimo inequívoco de enfermedad, de tal forma que estos cuerpos, constantemente patologizados, se han señalado como "un problema a resolver" en nombre de la salud.

Este mensaje patologizante y estigmatizante de los cuerpos ha contribuido a perpetuar una gordofobia normalizada y socialmente aceptada que ha hecho que las personas estén dispuestas a arriesgarlo todo con tal de adelgazar. Este gordo odio ha sido también reforzado de forma constante por una industria multimillonaria, la industria de las dietas, que lucra vendiendo "soluciones" a esos cuerpos que se asumen como inadecuados o desperfectos.

La gordofobia, el miedo a engordar, el temor a enfermar y el deseo de acceder a los privilegios que la delgadez otorga han llevado al individuo a efectuar e implementar todo tipo de prácticas riesgosas que atentan contra la salud "en nombre de la salud". Una de estas prácticas, la más drástica, radical e invasiva, y la que más atenta contra la salud y la vida del individuo, es también la que cada vez se promueve, populariza y normaliza más: la cirugía bariátrica.

9

El discurso patologizante de los cuerpos gordos y la amenaza constante de una enfermedad futura inminente es lo que llevó a Mariana en el 2009 a someterse a una de estas cirugías. Nadie en ese momento tuvo la cautela de explicarle lo que esto implicaba y las repercusiones que esta tendría en su vida futura y en esa salud que paradójicamente buscaba con la intervención quirúrgica. Nadie le habló de las probables secuelas, de las batallas que tendría que librar ni del impacto físico, emocional y social que esta maniobra en su cuerpo acarrearía. Nadie le contó que tendría que suplementarse con vitaminas costosas de por vida, nadie le dijo que batallaría con anemias, diarreas constantes, deficiencias nutricionales, afecciones dentales y otra serie de consecuencias. Nadie le mostró el otro lado de la moneda.

Mariana tuvo que ir descubriendo estos efectos secundarios por su cuenta, y tuvo que ir recibiéndolos con una especie de resignación y sorpresa, y con poca (o nula) asesoría acerca de cómo manejarlos. Es ahí donde radica el tremendo valor de este libro: ante un mundo tremendamente gordofóbico, y ante un discurso médico que patologiza de forma categórica los cuerpos gordos, son pocas las personas que se atreven a alzar la voz y a contar la otra versión de la historia. Este libro es un llamado de conciencia, es una sacudida a nuestras creencias y es una herramienta necesaria para que las personas puedan tomar una decisión informada antes de someterse a una intervención irreversible para su cuerpo.

Este libro es valiente, pero también es conmovedor y doloroso. Mariana nos muestra sus más profundas vulnerabilidades y se desnuda ante nosotros para contarnos su historia, para tocar nuestros corazones, para llevarnos a vivir un poco de lo que ha sido para ella este camino del que nadie jamás le habló con claridad. Mariana se convierte con este escrito en la voz que casi nadie escucha antes de una cirugía bariátrica, justo en esa voz que ella hubiera deseado oír en su momento.

Esta es una historia que merece ser escuchada, porque nadie jamás debería tomar una decisión radical e irreversible sobre su cuerpo sin antes conocer todas las posibles consecuencias. Este libro es un invaluable testimonio que nos muestra cuánta salud puede llegar a perderse en nombre de la salud.

Raquel Lobatón
23 de marzo de 2021, Ciudad de México
Nutrióloga anti dieta. Body Trust Provider, HAES,
Alimentación Intuitiva, Nutrición Incluyente.

Introducción

Querida y querido lector:

Mi nombre es Mariana den Hollander y soy autora de *El peso que más pesa*. Si no lo has leído, es importante para mí presentarme como ser humano, como mujer y que conozcas un poquito quién soy antes de leer esta parte de mi historia. Creo que me haces un favor al escucharme, ya que soy yo quien necesita de entrada explicarte y probablemente justificarme, que soy una persona que se identifica con el amor, que se identifica con el crecimiento, con la resiliencia, la fuerza y el positivismo. Soy una mujer que crea su realidad, una mujer de empuje, una mujer que ama la alegría, la fiesta, vivir una vida plena y feliz.

Escribo este libro porque me convertí en paciente bariátrica o, como muchas personas le llamamos, paciente de por vida. Esta es una situación que fue provocada por una decisión que tomé en el 2009, y mi necesidad de contarte primero quién soy es porque quiero dejar en claro que a mí no me gusta quejarme por problemas de salud. De hecho, lo odio. Esta no es mi identidad, pero parte de mi sanación es admitir dónde estoy para aprender a cuidarme y asumir mi salud con más conciencia. Esta es mi historia bariátrica, pero también la historia de miles de personas alrededor del mundo. Haciendo activismo de concientización bariátrica me ha tocado entender que decidir operarse es jugar a la ruleta rusa, y la pistola puede tener más de una bala. Así que esta historia representa la mía y la de muchas personas que pocas veces tienen voz. El lado B de las cirugías. Nadie quiere escuchar a una exgorda quejarse o peor, a una operada bariátrica que engordó y ahora se queja. En mi caso, probablemente el hecho de que sigo teniendo un cuerpo aceptado dentro de la delgadez, ayuda a que mi mensaje se escuche más. Soy consciente de este privilegio que tengo que la delgadez me da y lo uso al 100% por el beneficio de las personas gordas que, como yo, somos víctimas de hacernos cirugías que potencialmente pueden dañar nuestra salud.

Este libro nació con la comunidad de Instagram, a partir de una historia donde les conté que estaba sufriendo de anemia de nuevo y que desde que me hice la cirugía, es una secuela habitual. Al ver la reacción, la cantidad de preguntas y de comentarios que detonó esa historia, me animé a hacer un video al respecto y nació en mi cuenta una constante conversación con otras personas que se han hecho la cirugía y cuyas historias muchas veces son macabras y llenas de dolor. Y no uso esa palabra a la ligera, ya que la mayoría de estas historias me hicieron pensar que a mí, a pesar de todo, me fue bien.

Este libro nació también de conversaciones que estaba teniendo en Clubhouse (una aplicación en la que me podían escuchar varias veces a la semana), donde personas en Estados Unidos compartían su historia con la cirugía bariátrica. He deducido que, al parecer, la falta de información sobre las secuelas de esta cirugía a largo plazo son un problema internacional. No solo de Latinoamérica, sino del mundo en general. Sobre todo, noté que no se hablaba sobre las secuelas emocionales y de lo que verdaderamente significa una "desnutrición controlada" a largo plazo (este es un término que se usa para informar a los pacientes de que sufrirán desnutrición de por vida, pero que con pastillas o suplementos "se cura o controla"). Entre más conversaba con diferentes personas, de repente tuve una reacción casi urgente al decidir que había que escribir un libro ya, para informarnos. Que la gente que está considerando hacerse una cirugía bariátrica tiene que tener toda esta información a mano, y que la gente que ya se la hizo necesita saber que no está sola y recibir recomendaciones de cómo cuidarse mejor a largo plazo. Entender mejor dónde tenemos que gastar nuestro dinero en el cuidado que necesitamos, y también decirles a las personas que se hicieron la cirugía bariátrica y que están felices con ella que su voz es válida, que no hay juicios y que el respeto y la diversidad de nuestras vivencias y opiniones, en mi espacio, son bienvenidas.

Este libro es una intención de visibilizar nuestras necesidades como pacientes de cirugía bariátrica. Nuestras necesidades como personas que hemos vivido o todavía vivimos en cuerpos gordos y que sufriremos la desnutrición de por vida, así como también secuelas que ni siquiera hoy entendemos muy bien. Atar todos los cabos de mi historial de secuelas bariátricas me ha transformado la vida positivamente, porque al menos ahora sé que no es que estoy sufriendo un montón de males aislados ni una enfermedad autoinmune, como creí muchas veces, sino que hay una causa clara de donde provienen todos estos problemas físicos que he tenido en los últimos años. Este libro pretende acompañar, informar, abrazar y crear una comunidad de apoyo y cariño donde juntos podemos entender mejor las consecuencias de estos procedimientos, pero también las razones por las cuales la consideramos como una opción para la pérdida de peso. Aquí unimos nuestras voces en una carta de amor y de aliento.

Y también está escrito para mí, con mucho amor. Como parte de mi terapia y aceptación. Este libro es mi propio camino hacia una recuperación física y mental a través de reconectar conmigo misma y aprender a cuidarme mejor. A escuchar mi cuerpo y aprender qué es lo que yo necesito en este momento.

Este libro además nació en un momento en el que no tenía doctor ni diagnóstico sobre todo lo que me estaba pasando. Era una época en la que escribir era un grito pidiendo auxilio. Curiosamente, fue gracias a que la nutricionista cocreadora de la Alimentación Intuitiva Evelyn Tribole le comentó de mi trabajo a una terapeuta, y esta mujer, residente de Bruselas, leyó mi libro y me buscó para recomendar un doctor. El doctor número 15 en mi lista: el que me salvó la vida y finalmente diagnosticó uno de los males que más enferma me tenía: un hipotiroidismo agudo muy difícil de diagnosticar y que fue causado por mi bypass. Hoy puedo decir que publicar este libro me salvó la vida, sí.

Creo que lo más difícil de aceptar en esta historia es que entre la primera publicación de este libro y esta educación que lees, es que todo lo que está aquí escrito es la experiencia de miles de personas. Mis padecimientos son los de muchas otras, y tristemente me he convertido en una activista bariátrica que nunca soñó serlo. Entre más meses pasan, entiendo más y mejor sobre nuestras secuelas bariátricas. No soy doctora ni especialista de la salud. Te recuerdo que antes de escucharme a mí, es más importante buscar y escuchar a un doctor, que de entrada no sea pesocentrista. Pero, como la mayoría de los doctores no tienen toda la información completa o no asocian algunas deficiencias a las secuelas de la cirugía bariátrica, mi intención es que sepas a qué prestar atención y qué preguntarle a ese especialista de la salud que consultes.

¿Por qué digo que muchos especialistas no tienen todas las listas de secuelas que podemos vivir a largo plazo? Porque tres doctores diferentes me lo han confirmado aquí en Bélgica durante nuestra consulta. No existe una guía, ni panfleto ni documento que los doctores puedan utilizar para saber que, por ejemplo, un hipotiroidismo, una cirrosis o una enfermedad reumatoide diez o quince años después de una cirugía bariátrica esté relacionada a la cirugía y la desnutrición por mala absorción.

No es nuestra culpa

En este libro no se juzga a quienes después de leerlo puedan decidir hacerse una cirugía bariátrica ni a quienes ya se la hicieron. El trauma de vivir en un cuerpo gordo nos lleva a la desesperación de hacer lo que sea para adelgazar. Entre más gordo es un cuerpo, más trauma, más estigmatización y culpa lleva esa persona.

No caber en una silla en el consultorio del doctor, es violencia. Que nos receten pérdida de peso cada vez que vamos al doctor, es violencia, y esa violencia entre más gorda es una persona, más la vive. Todas las personas bariátricas somos víctimas de ese sistema de violencia que es aceptado en nuestra vida y que nos dice a diario que en un cuerpo gordo no debemos existir: ya sea en nombre de "la salud", en nombre del "amor propio," del *fitness* o hasta en nombre de nuestra "salud mental". Aunque realmente esa presión de tratar de convencernos de adelgazar más bien nos lleva a más tensión y estrés. A más enfermedades mentales y deterioro de nuestra salud. A tener el cortisol de por vida en niveles muy altos (y, como ya sabemos, el cortisol alto es causante o está relacionado a muchos problemas de salud). Imagina a una persona gorda que desde niña vive con esos niveles de cortisol altos: ¿qué pasa? Claro que se enferma, y a veces justamente de esas enfermedades asociadas con la gordura por la que los doctores se basan para prescribir bajar de peso.

¿Qué lo causó realmente? ¿El cortisol por el trauma o la gordura misma? ¿Sabías que no está probado que la gordura cause esas enfermedades a las que tanto tememos? Se relacionan, pero no es la causa. Entonces, ¿qué vino primero, el huevo o la gallina? Nadie que se hizo o se hace una cirugía bariátrica es culpable por haberse hecho uno de estos procedimientos, y menos por sufrir las terribles secuelas después. La reganancia de peso es una de estas posibles secuelas.

No es nuestra culpa. No es por falta de compromiso, como escriben muchas personas en los comentarios de mi contenido. Es más, también he visto doctores en las redes diciendo públicamente que las personas que sufrimos secuelas es porque no tuvimos cuidado e hicimos las cosas mal. También dicen que si nuestro equipo de médicos hubiera sido mejor, no tendríamos estas secuelas. Todo esto es mentira: no es culpa del paciente, es culpa de la extracción de un pedazo de órgano sano.

Una seguidora escribió en un comentario de uno de mis posts que la cirugía bariátrica es como "cortar un pulmón para adelgazar" y es exactamente así. ¿Por qué creemos que cortar un pulmón sano no va a darnos problemas después? Lo mismo es lógico para el estómago y el intestino. La locura es que nos hagan creer que esta carnicería no va a tener efectos a largo plazo. O que la desnutrición, por más suplementos que tomemos, puede tener riesgos crónicos para el desarrollo de muchas enfermedades a largo plazo que ni los mismos doctores saben diagnosticar porque no son especialistas en micro y macro desnutrición. Es lógico incluso que no sean especialistas en este campo. (En los capítulos siguientes, hablaré del tipo de especialistas de la salud que recomiendo para nuestros cuidados de por vida).

Así que, mis queridos pacientes bariátricos y bariátricas, la culpa jamás será nuestra. Aun cuando lo que suceda es que después de unos años tengas un hambre feroz que no puedes controlar: lógicamente, el cuerpo en esos niveles de desnutrición mandará todas las señales a tu cerebro de que se alimente mucho, almacene y cuide de todas las calorías que entre. No es tu culpa.

Estamos pasando por una época en nuestra historia médica en que las cirugías bariátricas nos las están vendiendo como la máxima y más feliz respuesta a la gordura. Polarizando también la división entre personas gordas y personas delgadas como si una persona gorda jamás pudiera tener una calidad de vida respetable y feliz solo por ser gorda. En centros comerciales, en Tik Tok y en todas las redes sociales nos están vendiendo las cirugías como pan caliente. Las promocionan como si fueran un procedimiento fácil: un manicure y un pedicure con descuentos. Lo que es peor, en redes sociales, personas operadas están haciendo videos, memes y "story times" de sus secuelas en una manera en que normalizan los padecimientos como si fueran normales y objetiviza nuestros cuerpos. Nos separa de la realidad de que una persona que se atraganta con la comida todos los días y vomita sea visto como normal. O cómo una hipoglucemia o efecto "dumping" pueda ser risible, porque al fin y al cabo adelgazar es lo más importante. Pero además como si fuéramos un club de personas que pasamos por estas secuelas, pero todo lo vale porque estamos delgadas. Esos son los mensajes implícitos que esta corriente de operados está creando en nuestra conciencia. He visto fotos en redes de cirujanas y cirujanos bariátricos mostrando desde el quirófano estómagos cortados como si fueran trofeos o el "tumor" enorme que acaban de cortar. Como si fueran heroínas y héroes de la humanidad, cuando en realidad están cortando un órgano vital sano. Como si los estómagos no fueran importantes y pudieran ser malos, y por eso hay que sacarlos, en vez de ser lo que realmente son: órganos vitales para nuestra salud.

Lo más doloroso es que muchas de estas "*coaches* bariátricas", como se autodenominan, tienen menos de 10 años de operadas. A veces hasta menos de 6 años, y sus cuerpos todavía están en lo que se conoce como la "luna de miel" después de la cirugía: esta es una etapa después de la cirugía en la que el cuerpo puede no sufrir ninguna secuela mayor, porque todavía se sostiene de la buena salud de antes. ¿Cómo no vamos a ser víctimas de estas cirugías si nuestros familiares, amigos, doctores en redes y hasta parejas nos están diciendo que esta es una buena opción? ¿Si estamos viendo continuamente mensajes de personas gordas que adelgazaron y que ahora son "felices", "*fit*" y llenas de "salud"? Pongo comillas en estas palabras porque, si hay algo que me ha tocado aprender, es que la delgadez no es sinónimo de buena salud y que las personas bariátricas, estemos conscientes o no de ello, estamos siempre en desnutrición. Tenemos un órgano sano que se cortó y eso, a largo plazo, jamás será saludable.

Escribo este libro siempre enfocada en que sea mi camino hacia una vida integralmente más sana. Y donde las secuelas de mi cirugía bariátrica ojalá no me impidan vivir una vida llena de energía, vitalidad y gozo. Eso espero para cada una de nosotras y nosotros. Espero dar respuestas a muchas de tus posibles secuelas que hoy sufres y que nadie te ha sabido diagnosticar. Pero también te ofrezco una lista de posibles secuelas que tienes que vigilar. Y si estás considerando una cirugía bariátrica, espero de corazón que este libro te informe lo suficiente para decidir con plena conciencia sobre lo que vas a hacer y no lo hagas como lo hice yo, con ojos vendados por falta de información. Y si eres un profesional de la salud o familiar de una persona bariátrica o de una persona que lo está pensando, es importante que estés muy claro de lo que tu ser amado va a hacer.

¿Estoy metiendo miedo?

En las redes me han culpado de solo querer "meter miedo" y así prevenir que otras personas se operen. También me han culpado de no querer que otras personas adelgacen y hasta me han dicho que, si yo ya lo viví, deje tranquilas a otras personas a que lo experimenten.

¿Será cierto que quiero que tengas miedo? Pero por supuesto que así es. Como ya dije, la cirugía bariátrica es un juego de ruleta rusa y la pistola cuenta con más de una bala: esto quiere decir que nos puede pegar un balazo y sufrimos secuelas negativas, o no nos pega la bala y todo sigue bien después de quince o más años de operarte. El hecho de que existan casos positivos de cirugías bariátricas a más de diez o veinte años no significa que a quienes nos va mal, hayamos hecho algo malo para merecer esas secuelas. El lado A y el lado B de las cirugías bariátricas existen. Esto es así porque cada cuerpo es diferente y no se puede prever cómo la falta de un pedazo de estómago o intestino nos va a afectar. Tampoco se puede prever cómo la desnutrición nos va a afectar a cada uno de nosotros. Lo que sí es cierto es que, de hacer una cirugía bariátrica, lo más barato es el costo de la cirugía misma. Los gastos de por vida en suplementos de todo tipo, exámenes de sangre constantes y chequeos médicos son altísimos. Para cuidarnos bien, necesitamos mucho dinero, y esa es una realidad, te pegue la bala o no.

Yo sé que hablar usando la metáfora de una pistola y que esto es de vida o muerte suena muy extremo, pero mis dos años de activista bariátrica y el recibir constantes mensajes de personas desesperadas, porque no tienen el dinero para pagar por sus cuidados o ni siquiera saben qué enfermedad tienen, son ejemplos extremos. La lista de posibles secuelas incluye la muerte, el suicidio, el retorno de la diabetes o desarrollo de enfermedades autoinmunes. Enfermedades difíciles de diagnosticar y tratar. Esto *es* de vida o muerte. Nos enseñan a tenerle pánico a la diabetes, el colesterol y los triglicéridos, pero al menos estos tres son padecimientos con tratamientos claros y disponibles para la mayoría. El tipo de enfermedades que un cuerpo puede desarrollar después de una manga gástrica o un bypass gástrico muchas veces se desconocen, no se diagnostican ni se tratan a tiempo. Este libro te dará suficiente información sobre esas posibles secuelas.

Lenguaje de diversidad corporal y Salud en todas las tallas

Comienzo este libro compartiendo contigo muchos de los términos y prácticas que se usan en el movimiento de liberación corporal o Salud en todas las tallas (HAES). Es un léxico inclusivo y respetuoso con la diversidad corporal. Para mí, ha sido muy importante entender que hay muchas palabras que si las uso pueden detonar estrés o ansiedad en otras personas o hasta en mí misma. Es importante buscar el lenguaje acertado para poder hablar sobre estos temas y ser más amable conmigo y con mi comunidad.

Alimentación intuitiva: La nutrición intuitiva, o comer de forma intuitiva, es cuando escuchas el cuerpo y las señales que te manda. Este tipo de nutrición se basa en el respeto para el cuerpo. El modelo de nutrición intuitiva fue desarrollado en 1995 por dos dietistas en California, Estados Unidos: Evelyn Tribole y Elyse Resch.

Fuente: https://www.intuitiveeating.org/

Body positive: El movimiento body positive nos dice que ya estamos bien como somos. Amar nuestros cuerpos es más importante que nuestra apariencia. No tenemos que escuchar esta cultura tóxica que nos hace odiarnos a nosotros mismos.

Pero el body positive también puede ser mucho más que luchar contra un día de baja autoestima. Puede cuestionar el capitalismo, desafiar al patriarcado y pedirnos que examinemos si nuestras ideas sobre los cuerpos son gordofóbicas, sexistas, racistas o capacitistas.

Body Positivity no es nada sin sus abuelos "Fat Activist" de todos los géneros. Tampoco es nada sin las mujeres negras y las mujeres que amplificaron el mensaje al comienzo de la tendencia. Las mujeres que escribieron el Manifiesto Gordo dijeron: "Nos comprometemos a perseguir estos objetivos juntos". Si juntos no incluye a las personas gordas y negras que hicieron posible la Positividad Corporal, así como a otros cuerpos marginados, no es Positividad Corporal en absoluto.

Fuente: https://www.bbc.co.uk/bitesize/articles/z2w7dp3

Cultura de las dietas: La cultura de las dietas es un sistema de creencias que premia la delgadez; promueve la pérdida de peso como un medio para alcanzar un estado superior; se centra en diferentes formas de comer, alabando aquellas maneras en las que se está muy atento a lo que se elige, pero alejado de lo que necesita o del placer; oprime a las personas que no encajan con la supuesta imagen de "salud" y perjudica seriamente a las mujeres, personas trans, las personas con cuerpos más grandes, personas de color y personas con discapacidad, dañando tanto su salud mental como física.

Fuente: https://christyharrison.com/blog/what-is-diet-culture

Gordofobia: Miedo intenso o aversión a la grasa, a ser una persona gorda y a los cuerpos gordos. La gordofobia es un tipo de discriminación socialmente aceptada. Nos enseñan a temer y odiar la grasa y a los cuerpos gordos. Entre más gordo es un cuerpo, más discriminación sufre.

HAES (Salud en todas las tallas): El enfoque Health At Every Size® (HAES®) es una alternativa en continua evolución al enfoque centrado en el peso para tratar a clientes y pacientes de todos los tamaños. También es un movimiento que trabaja para promover la aceptación del tamaño, terminar con la discriminación de peso y aprender de la obsesión cultural con la pérdida de peso y la delgadez. El enfoque HAES promueve la alimentación equilibrada, la actividad física que mejora la vida y el respeto por la diversidad de formas y tamaños corporales.

Fuente: https://www.sizediversityandhealth.org

El sitio oficial de HAES y donde se pueden encontrar muchas fuentes de información para profesionales de la salud y todos nosotros es: https://asdah.org/

Liberación corporal: Definimos la liberación corporal como la libertad de los sistemas sociales y políticos de opresión que designan a ciertos cuerpos como más dignos, saludables y deseables que otros. No creemos que los cuerpos blancos, sanos, cisgénero, delgados o en forma sean superiores, más dignos o inherentemente más saludables que cualquier otro cuerpo.

Fuente: https://www.uvm.edu/health/body-image-and-body-liberation

Movimiento placentero: En mi vida, y creo que en la de muchas personas también, la palabra "ejercicio" tiende a tener una connotación de deber o de pérdida de peso. Por ejemplo, aunque yo me enamoré de correr largas distancias, hay una parte de esta actividad que se convirtió en un deber. Como si le debiera al mundo salir a correr o como si alguien estuviera tomando nota. Al tratar de reconectarme con el movimiento por salud y por amor a mi cuerpo y a mi mente, trato de eliminar la palabra "ejercicio" de mi vocabulario para quitarle la connotación de pérdida de peso a mi movimiento. El movimiento placentero del día a veces es una caminata lenta con mi pareja, una sesión de yoga leve o limpiar toda mi casa durante las mañanas. Para otras personas puede ser hacer yoga en la cama, en una silla o salir a correr. Movimiento es movimiento, y para el cuerpo y nuestra mente toda actividad es sana y cuenta.

Neutralidad corporal: Tener una perspectiva neutral de tu cuerpo significa alejarte de la idea de que tienes que cultivar el amor por tu cuerpo o hacer un esfuerzo por amarlo todos los días. En cambio, se centra en lo que haces con tu cuerpo y en cómo piensas y sientes.

Fuente: https://www.healthline.com/health/body-neutrality

Privilegio de la delgadez: El privilegio delgado significa que, en virtud de alguna característica de tu cuerpo, en este caso estar por debajo de cierto tamaño, se tiene mayor acceso a los recursos y se enfrenta menos discriminación en la sociedad que las personas sin esa característica.

Las personas con cuerpos más grandes enfrentan una opresión sistemática y constante, no solo la vergüenza del cuerpo por parte de algunos imbéciles individuales, sino una cultura de imbéciles que hace que sea difícil o imposible encontrar ropa y espacios que se ajusten, atención médica que sea efectiva y no discriminatoria, igual acceso al empleo y todos los demás derechos humanos básicos que todos merecemos.

Fuente: https://christyharrison.com/blog/what-is-thin-privilege

Olvidarnos del IMC: El IMC (índice de masa corporal), que se basa en la altura y el peso de una persona, es una medida inexacta del contenido de grasa corporal y no tiene en cuenta, por ejemplo: la masa muscular, la densidad ósea, la composición corporal general y las diferencias raciales y sexuales. El IMC mide la apariencia corporal y no la salud.

Fuente: https://www.medicalnewstoday.com/articles/265215

Evitar las palabras "sobrepeso", "obesidad" y "obesidad mórbida": La palabra "obesidad" es una categoría basada en el IMC, que mide la apariencia física y no la salud. Es decir, estigmatiza los cuerpos que caben dentro de esta categoría, basada en unas medidas obsoletas. Son palabras que se usan en la ciencia y la medicina, pero es incorrecto asumir que las palabras de la ciencia no transmiten también moral y un significado específico. El término "sobrepeso" implica que hay un peso correcto. La palabra "obeso" tiene sus raíces en la idea de comer demasiado. "Mórbido" significa enfermizo. Todos estos son términos médicos, y usarlos transmite que la gordura es un problema médico. Esta patologización de nuestro cuerpo es dañina.

Fuente: https://www.babyschooling.com/learning-center/life-guides/21-things-to-stop-saying-unless-you-hate-fat-people/

Tratar de no mencionar nuestro peso, el de otras personas o números de ningún tipo: Las personas que hemos padecido de desórdenes o trastornos alimenticios podemos sentir un *trigger* cada vez que escuchamos una cifra que pueda detonar en nuestra mente la comparación o pensamientos obsesivos. Por ese motivo se recomienda no mencionar números: calorías, kilos, medidas del cuerpo, etcétera.

Capítulo 1

Nunca quise ser un testimonio

Mi vida cambió el día en que vi la película *Fattitude*. Y ¿cómo es posible que una película pueda cambiar nuestra vida? Muy fácil: ese fue el día en que entendí lo que significa Salud en todas las tallas a un nivel personal. Después de ver esa película junto a mi pareja, Sven, apagamos la computadora, volví a verlo y le dije: "Amor, yo me hice la cirugía bariátrica por falta de educación en cuanto a mi salud".

Admitir en voz alta esta afirmación se sintió como caer en un precipicio profundo que no tenía fondo. Un precipicio donde me sentía completamente fuera de control, donde todo era desconocido y solitario. Yo, Mariana den Hollander, tomé una decisión que marcó el resto de mi vida por falta de educación.

Tal vez para muchas personas esto no es un gran problema, pero parte de mi identidad como ser humano es que soy una mujer inteligente e informada. Y admitir que no estaba bien informada sobre lo que significa la salud me hizo sentirme completamente perdida, culpable y muy avergonzada. Perdida con mi cuerpo, mi peso, mi alimentación y el verdadero significado de la salud.

Verás, yo nunca quise ser un testimonio de la cirugía bariátrica. Yo nunca quise estar en esta posición de contar mi historia y de sentirme víctima de una cirugía o del sistema, pero aquí estoy. Creo que una gran razón por la cual yo no he querido ser víctima o aceptar las secuelas de mi cirugía bariátrica realizada en el 2009 es que hay una parte de mí que siempre se ha sentido culpable por haber tomado la "ruta fácil" hacia la delgadez. Un sentimiento muy normal entre muchos pacientes bariátricos, por cierto. Y esa culpa ha hecho que siempre trate de no quejarme, y muchas veces en que he pensado: "¿Será que tengo que ir a chequearme este dolor o esta molestia?", inmediatamente me respondía: "No, no causes problemas, Mariana. Ya está, ya está".

Y eso, querido lector o lectora, me ha costado muy caro. Por ejemplo, al año de haberme hecho la cirugía me dio una pancreatitis; fue ahí que descubrí que cuando la gente pierde mucho peso muy rápido, puede crear piedras en la vesícula. En mi caso, casi pierdo la vida. Fue una situación extrema que quise prácticamente borrar de mi mente, y se trató de la primera secuela de mi cirugía bariátrica. Y todos estos años después, cuando hablo con personas sobre mi proceso, casi siempre se me olvida mencionar que esa fue la primera secuela que tuve y que, además, terminó en una cirugía de mi vesícula. Esto significa que ya al año de ser operada, tenía dos órganos de mi cuerpo comprometidos: uno que ya no está y el otro cortado a un 80%. Claramente, no todas las personas tienen esta secuela, pero recuerdo que mientras pasaba todo ese episodio traté de ser una paciente ideal, no quejarme y asumir lo que estaba pasando, porque al fin y al cabo "yo tomé el camino fácil hacia la delgadez y esta es una de las cosas que tengo que pagar por ello. Y, además, era gratis, así que cálmate".

Cuando me refiero a la delgadez, debes saber que siempre estoy hablando de la salud, porque para mí la delgadez era el sinónimo de la buena salud, y es muy importante aclararlo. Me hice la cirugía pensando 99% en mi salud, y ya lo hablaré en más detalle en los siguientes capítulos, pero siempre sentí que de alguna u otra manera tomé un atajo y que por ese atajo había que pagar una penitencia. No me podía quejar de nada, yo no soy una quejona, yo no causo problemas, mi cuerpo siempre está fuerte y camina hacia delante.

El trauma de la gordura puede ser tan grande, que consideramos hacer lo que sea para alcanzar la delgadez, porque la sociedad nos dice constantemente que eso es lo correcto. Es un trauma causado por la cultura de las dietas y la gordofobia normalizada de esta sociedad que sataniza nuestros cuerpos. Este trauma, nadie más que una persona con un cuerpo gordo sabe lo que se siente, y entre más gordo es un cuerpo, más grande es el dolor causado por la discriminación. Este trauma no lo podemos juzgar jamás, ni tampoco condenar las medidas extremas que una persona llega a tomar con tal de no vivir en él. Y esto hay que recordarlo cada vez que nos arrepentimos de la cirugía que nos hicimos. O cada vez que juzgamos a alguien que se la quiere hacer o alguien que incluso miente sobre sus secuelas bariátricas, porque sea como sea, logró "el sueño deseado".

El episodio que detonó que yo me abriera a hablar sobre la cirugía bariátrica sucedió unos meses después de publicar *El peso que más pesa* y comenzar mi comunidad online en las redes. Empecé a sufrir de fatiga crónica y, una vez más, no tengo respuestas de qué es lo que estaba pasando con mi cuerpo en ese momento. Creo que con toda la nueva información sobre la salud que he aprendido en estos últimos meses, de repente este episodio de fatiga me sorprendió de una manera diferente: por primera vez en mi vida conecté los cabos y entendí que toda esa lista de enfermedades y problemas de salud que estaba sufriendo en los últimos años, están todas ligadas entre sí y son secuelas de la cirugía bariátrica. Lo alucinante no es haber hecho esta conexión, sino que al recibir muchos mensajes en Instagram de personas que me contaban sus síntomas, entendí que esto es lo normal o lo posible para muchas personas.

Quiero decir que esta es una historia de amor. Quiero decir que mi vida es una historia de éxito, de lucha, de resiliencia y me veo como una mujer fuerte, luchadora y enamorada de la vida. Agradecida de que en este momento está contando sobre una realidad que tiene que asumir aunque sea triste, aunque sea dura, aunque sea difícil, aunque no sea una matemática exacta, porque ningún cuerpo es un dato. Ningún cuerpo es un porcentaje exacto.

Me cuesta mucho escribir estas palabras, porque sea como sea, claman arrepentimiento de haber decidido hacerme esta cirugía. Por otro lado, las experiencias que he ganado debido a esa decisión son incontables. Los puntos de vista que he ganado gracias a este período de enfermedad y activismo son incontables. Todas estas experiencias son muy valiosas y no puedo decir que preferiría no haberlas vivido. Es lo que me tocó vivir, y trato de buscar ayuda y compartir lo que voy encontrando. Sin embargo, lo que sí está claro es que mi salud siempre fue mejor y excelente antes de mi cirugía bariátrica y se comprometió completamente unos tres o cuatro años después de haberme hecho la cirugía. Más tarde empeoró, y hasta la fecha, sigue siendo así.

La cirugía que más me pesa es esta de venir a darme cuenta catorce años después de que no era necesario atravesar una intervención quirúrgica y todas sus secuelas para poder tener la salud ideal con la que yo soñaba en ese momento. Es más, darme cuenta de que esa salud envidiable yo ya la tenía siendo gorda. La cirugía que más me pesa es esta carga mental de entender diecisiete años después de publicar *El peso que más pesa*, que fue por falta de educación y por gordofobia médica en nombre de la "salud", que terminó en un quirófano que arruinó mi salud para siempre.

La cirugía que más pesa es conocer a cientos de personas en el mundo que están sufriendo aun más que yo. Es entender que, si una paciente bariátrica no tiene mucho dinero, los tips que yo le pueda dar no le van a servir.

Capítulo 2
Antes de la cirugía

El peso de mi cuerpo antes de la cirugía

En *El peso que más pesa* cuento cómo fue mi historia desde niña con la comida, con el peso, con mi cuerpo, antes de hacerme la cirugía bariátrica. Sin embargo, luego de publicar su tercera edición en octubre del 2020 y de estar haciendo terapia, me he dado cuenta de que mi historia con la comida y con el peso comenzó antes de lo que yo pensaba, y tiene muchas más variantes de las que era consciente. Si no has leído *El peso que más pesa*, te cuento que desde los once años comencé a vivir la vida con el estigma de tener un peso que los doctores o la sociedad pensaban que no debería estar en mi cuerpo o, mejor dicho, que estaba "pasada de peso". Todas las personas en cuerpos gordos sabemos sobre el dolor, la discriminación y la soledad que se siente cuando las personas te miran desde sus pensamientos gordofóbicos, cuando la familia te da consejos que no le pediste, cuando sientes que no eres apta o apto para hacer las cosas bien porque el tamaño de tu cuerpo no es lo que la sociedad dice que debería ser y, al igual que tantas otras personas que han sufrido del estigma de tener un cuerpo gordo, siempre he tenido una relación muy confusa y dolorosa con la comida, con el acto de comer y cómo me alimento.

Mi peso desde los once años fluctuó por diferentes niveles de gordura y pasé por todas las dietas, por efectos yo-yo, por alimentación desordenada, y en mis veinte sufrí de bulimia por siete años. Conociendo muy bien qué tipo de palabras pueden detonar pensamientos obsesivos en nosotros, en este libro no voy a mencionar detalles sobre el número de la balanza, no voy a dar explicaciones sobre calorías, ni cifras relacionadas al peso, porque este es un espacio seguro para las personas que puedan sentirse afectadas al escuchar este tipo de cosas. Cuando me hice la cirugía bariátrica, yo cumplía de sobra con todos los números o indicaciones en cuanto al peso y los porcentajes que me hacían calificar para hacer la cirugía, y ese sí es un dato importante de mencionar.

En *El peso que más pesa* también cuento sobre la gordofobia y la violencia que sufrí al vivir en un cuerpo gordo. Hay muchos más detalles de esa discriminación y hablo honestamente de lo que significa sentir que estás en guerra con tu cuerpo y sentir que nada nunca será suficiente si no adelgazas. Sobre el dolor de sentir que mi cuerpo estaba en contra mío, de querer cambiarlo, de odiarlo, de creerme que no merecía el amor, que no merecía nada bueno hasta que adelgazara, de sentirme asquerosa, no apta para tener sexo y que nunca sería feliz hasta que perdiera mi peso. Todo ese trabajo emocional de entender y aceptar mi cuerpo, de entender la gordofobia, aunque todavía no existía esa palabra, de no tomarla personal –aunque sí era muy personal– es la parte de mi historia que cuento en *El peso que más pesa*. Muchas veces digo en entrevistas que la salud mental que tenía al escribir *El peso que más pesa* me salvó la vida cuando me hice la cirugía y comencé a vivir en el privilegio de la delgadez, y así lo creo completamente. Es más, a veces creo que estaba en mejor relación con mi cuerpo en ese entonces que a los diez años de la cirugía. Triste, pero me toca admitirlo. Lo que es muy importante para este libro es que sepas que yo, aunque sí calificaba para hacerme la cirugía, no tenía ningún problema de salud, ninguna correlación de enfermedad-gordura, absolutamente nada más que una salud perfecta. Incluso, realmente excepcional. Era una mujer fuerte físicamente, con una vitalidad incansable y el único "problema" que existía con mi cuerpo eran los kilos que la sociedad gordofóbica cataloga como "mortales". Hoy estoy convencida de que no eran más que eso: kilos.

Mi peso mental y emocional antes de la cirugía

¿Cómo una mujer que escribe un libro sobre aceptación corporal y amor por su cuerpo gordo tal como es, termina haciéndose una cirugía bariátrica?

Cuando publiqué *El peso que más pesa* en el 2007, estaba en paz y en una luna de miel con mi cuerpo. Finalmente había entendido que mi felicidad no dependía de los kilos de mi cuerpo y que, a pesar de la gordofobia que existía alrededor mío, si yo tenía claro mi valor como ser humano podía ser feliz y vivir una vida plena. También tenía claro que no iba a hacer una dieta si no podía hacerla en paz. No iba a hacer dieta si eso significaba que mi mundo se iba a convertir en una pesadilla de estrés y de pensamientos violentos conmigo misma. Eso, en ese entonces, ya era revolucionario.

Entre el año 2007 y el 2009, mi peso siguió cambiando y poco a poco continuó subiendo. Igualmente, yo seguía viviendo una vida feliz, dando talleres en diferentes países a grupos, hablando sobre el amor a mi cuerpo, sobre la aceptación de mi cuerpo, y tenía muy claro emocionalmente quién era yo como mujer y cuál era mi verdadero valor. Sin embargo, en ese entonces pensaba que por ser gorda estaba enferma y que, tarde o temprano, caería fulminada de una enfermedad. Ese es un miedo implícito en la mente de cualquier persona gorda (y a veces ni siendo gorda) que nos enseñan a tener: "por salud, tarde o temprano, tengo que adelgazar". Vivía con ese estrés de que, tarde o temprano, tenía que suceder, aunque no fuera en el momento presente. No era algo que me agobiaba a diario, pero esa espinita siempre estaba ahí. Siempre me acompañaba este sentimiento de que mi gordura era como un tumor que eventualmente explotaría, como si se tratara de cáncer. Así nos enseñan a ver nuestra gordura, y yo realmente creía que solo por tener un determinado peso estaba enferma o a punto de enfermarme. Que estaba mal, a pesar de que todos mis números eran indicativos de que mi salud era excelente, a pesar de que tenía muchísima vitalidad y podía bailar horas hasta la madrugada en cualquier fiesta.

Cuando me ofrecieron el regalo de la cirugía, yo inmediatamente dije que no porque jamás me iba a someter a una cirugía para perder peso. Ya era feliz. Ya me sentía bien. Ya vivía una vida que me daba un sentimiento de plenitud, una vida alegre y, aunque sí sufría ataques gordofóbicos y notaba cómo la gente observaba mi cuerpo con desaprobación, yo no me lo tomaba personal. Tenía muy claro que esa era *su* enfermedad y que no tenía nada que ver conmigo. No era que no me entristeciera a veces, o que no tuviera momentos de desear la delgadez, o momentos en que no me gustaba mi cuerpo; pero en el momento en que se me ofreció este regalo, "por salud", decidí comenzar a pensar la posibilidad de hacerme la cirugía. La querida amiga que me la ofreció también estaba convencida de que esta sería la manera en que yo podría vivir una vida más sana y feliz. Sus intenciones siempre fueron amorosas, y lo siguen siendo. Nunca la he culpado por esta decisión.

Y así fue cómo decidí hacerme esta cirugía en un 99% por salud. Lo vi como la oportunidad para finalmente "arreglar mi salud", y ese otro 1% fue pura curiosidad de vivir una nueva aventura en un cuerpo delgado, teniendo en claro que esa delgadez, emocionalmente, no me daría ningún extra. Tal vez en cuanto a experiencias de vida, pero no a mi propio valor. A esa voz interna de cómo Mariana se habla a sí misma. Ella estaba sana y fuerte.

Y es aquí donde quiero hablar sobre la salud emocional que yo ya tenía antes de haberme hecho esta cirugía. Yo estaba convencida de que la delgadez no iba a ser la respuesta a todos mis problemas psicológicos. Tenía muy en claro que la delgadez no me iba a dar felicidad, no me iba a dar más autoaceptación, ni una mejor autoestima. Había entendido que mi valor como ser humano lo definía yo, y no tenía nada que ver con los kilos de mi cuerpo. Entré a ese quirófano con una ventaja emocional muy importante gracias a todo ese trabajo emocional y mental que ayudó a que cuando comencé a adelgazar, ya había perdido el peso que más pesa, ese de mi mente. Estaba muy preparada para observar los grandes cambios en mi entorno social y en cuanto a mi cuerpo sabiendo que en este mundo gordofóbico, iba a ser alabada por mi cambio físico. Esa apreciación no tenía nada que ver con mi valor como ser humano.

Recuerdo que la mamá de una amiga me dijo antes de la cirugía que me tenía que preparar para cambiar de personalidad. Que ya no iba a ser la gorda divertida y amistosa y que tenía que cambiar. ¿Qué tan enferma tenemos la mente en esta sociedad como para adjudicar la personalidad a una persona solo por el tamaño de su cuerpo? Claramente, ella me estaba proyectando cómo, para ella, mi valor como ser humano sí estaba basado en mi gordura. Lo hermoso de trabajarnos es que cuando la gente nos dice barbaridades así, podemos identificar que esos comentarios dicen todo sobre quién es esa persona y qué tan lejos de mí la tengo que ubicar.

Esto es algo muy importante que tengo que hacer parte de este libro para contarles a las personas que están pensando en hacerse esta cirugía: estoy convencida de que hay que hacer un trabajo emocional y mental muy profundo antes de someterse a cualquier método de pérdida de mucho peso, si es que todavía crees en que perder peso es algo que se puede conseguir a largo plazo. Si hay algo que tengo en claro sobre mi camino es que, si estoy en guerra con mi cuerpo, si estoy en guerra con la comida, si estoy en guerra con la sociedad que me maltrata con su gordofobia, si odio mi gordura, cuando adelgazo, todas esas guerras me las traigo a mi nueva realidad física. Todas esas guerras se hacen parte de mi "nueva vida" en un cuerpo delgado. Probablemente, cambien de forma o de narrativa, pero esas mismas guerras, esos mismos infiernos, vienen con una cuando cambiamos de número en la báscula.

También hay un gran shock que yo personalmente no viví gracias al cambio que ya había hecho mentalmente y con mis pensamientos relacionados a la sociedad: es muy impactante y doloroso observar cómo las personas, incluso la gente que más quieres en tu vida, te comienzan a ver con otro valor. Sus ojos de repente brillan más cuando te ven. Te respetan más. De pronto, personas que tal vez nunca te hablaban, se interesan por ti. Primos que no eran tan cercanos, se interesan más por cómo estás, te miran diferente, como si ahora ya fueras una persona digna de respeto, y eso puede tener un gran peso emocional en nosotros. Es una carga enorme de saber que solo siendo delgados, la sociedad nos va a querer y respetar. Es un recordatorio aplastante de que jamás nunca puedes volver a engordar. Una presión y estrés que pueden ser mucho más detonadores que la gordura misma. Cuando por primera vez el mundo te mira con la dignidad que te mereces, lo peor que te puede pasar en la vida es pensar en engordar. Es un detonante de mucho riesgo para crear un TCA o vivir muy estresados con nuestro cuerpo. Esto es algo que me comentan muchas pacientes bariátricas que desarrollan un trastorno después de la cirugía. Incluso personas que están muy enfermas por sus secuelas y que dicen que prefieren estar muy enfermas a volver a ser gordas. El privilegio de la delgadez es real, y cuando una persona lo experimenta, jamás lo quiere dejar de vivir.

Yo creo que haber escrito *El peso que más pesa* y haber pasado por todo ese proceso emocional que viví antes de la cirugía me salvó la vida en muchos niveles, y también permitió que todos esos años viviera muy tranquila con mi peso, aunque fluctuó muchísimo en los primeros años después de la cirugía. Ese trabajo emocional también me ayudó a no tomarme muy en serio todos esos cambios que la sociedad tuvo conmigo. Yo sabía que la sociedad iba a cambiar con respecto a mí desde antes de perder peso. Ya entendía la gordofobia —aunque no existía ese término en aquel momento— desde un lugar de paz, entonces no fue traumático observar cómo personas que amaba profundamente me comenzaron a tratar diferente. Ahora era testigo de sus bromas sobre la gente gorda. Era parte del "club", aunque créanme, no se me pasaba ningún detalle desapercibido. Siempre me fijé, por ejemplo, qué miradas o comentarios hacían hombres que me interesaban cuando pasaba una mujer gorda cerca de ellos. Siempre lo observé todo. Cuando adelgazas mucho, se vive una nueva realidad social que desenmascara lo peor de muchas personas, y eso tiene un precio doloroso en nuestras emociones.

En el 2004 dejé de pesarme en la báscula y no volví a tener noción de cuánto pesaba hasta el 2018. En todos esos años después de perder la mayoría de peso por la manga gástrica, nunca tuve idea de cuánto pesaba y esto me daba mucha salud mental. No tener un registro de mi peso fue uno de los regalos más grandes que me he dado en mi vida adulta, y que ya desde hace un tiempo estoy volviendo a practicar. Un día Sven me preguntó por qué no habíamos tirado nuestra báscula, y créanme: en el momento en que nos deshicimos de esa hermosa y moderna báscula suya, entendí que en ningún hogar mío volvería a entrar una.

Capítulo 3

Manga gástrica para adelgazar, bypass gástrico para corregir

Manga gástrica

El 8 de enero del 2009, mantuve esta llamada con una amiga muy querida que es doctora:

Ella: Mariana, ¿sabes qué es una manga gástrica?

Yo: No.

Ella: Ve, busca en internet qué es y averigua, porque tengo todo listo para que te la hagas gratis.

Yo: Jamás me voy a hacer una cirugía bariátrica y menos un bypass.

Ella: No es un bypass gástrico. Ve, averigua, fíjate la diferencia y me avisas porque te la podemos hacer gratis ya.

Yo: Ok, voy a averiguar, pero no.

Con esa facilidad con que trajo la cirugía a la mesa, fue la facilidad con la que al fin y al cabo terminé haciéndome una manga gástrica. Recuerdo esa fecha no porque esta pregunta me cambiara la vida en ese momento, sino porque ese día hubo un terremoto en Costa Rica que sí les cambió la vida a muchas personas y que fue muy traumático para muchos. Y así fue cómo ese día comencé a buscar la forma de decirle que no a mi amiga con bases médicas de por qué no me iba a hacer la cirugía. Me dije a mí misma que era lo mínimo que podía hacer, ya que ella tuvo el detalle de ofrecerme un regalo tan caro. Y como siempre lo he contado, busqué datos en neerlandés, inglés y español que apoyaran mi decisión de decirle que no a mi amiga. Solo vi que la manga gástrica es una cirugía en la que te cortan 80% de tu estómago y lo que queda es un conducto que parece la manga de un brazo. Busqué secuelas a largo plazo y no las encontré. Únicamente te dicen que el estómago vuelve a crecer y puedes volver a ganar el peso, y que tienes que tomar vitaminas por el resto de tu vida. Entonces, pensé: "Sabes que tienes que perder peso por salud, ¿qué tal si esta es una oportunidad para finalmente tener esa salud? Hace cuatro años hubieras dado la teta derecha por la oportunidad de una cirugía como esta, y hoy que ya no la quieres y que no te importa perder peso, está cayendo en tu regazo de forma gratuita. Al menos, vale la pena cuestionarse si hacerse o no esta cirugía".

Y así fue cómo decidí hacerme la cirugía bariátrica "por salud", para mejorar mi vida por creer que la gordura es sinónimo de enfermedad. Y, meramente "por salud", le dije que sí a esta nueva oportunidad. ¿Cómo no? Mi madre y mi abuelo se opusieron. Ambos estaban muy preocupados por los riesgos de la cirugía misma o por las complicaciones que pudiera tener el procedimiento. Por el resto, todos teníamos las mismas bases de información y no había nadie a mi alrededor que tuviera más datos que yo. Todos aplaudimos esta oportunidad. Antes de la cirugía me hicieron los exámenes pertinentes para descubrir que calificaba 100% para la cirugía ya que estaba muy joven y sana. Era una candidata "perfecta" para tener éxito. Nótese que solo era candidata por el número de mi IMC, que estaba en el nivel más alto de la gordura.

En febrero del 2009, se llevó a cabo la cirugía de mi manga gástrica. He de decir que la cirugía en sí fue un éxito. Vomité por 24 horas por el medicamento del dolor que me dieron y que no tolero bien, pero me fui del hospital a los cuatro o cinco días. Todo sin problemas y, de hecho, por tener a mi amiga alrededor, la experiencia en el hospital fue hasta amena. El primer mes fue un poco difícil porque estaba muy débil ya que solo puedes tomar líquidos, pero después de ese mes, poco a poco comencé a comer otra vez, y los siguientes doce meses fluyeron sin problemas. Indiscutiblemente, disfruté la pérdida de peso. ¡Algo tan nuevo para mí! Poco a poco, verme en un cuerpo menos grande fue emocionante. ¿Cómo no? De repente podía ir de compras y ponerme ropa de amigas pero, además, en efecto, comencé a ligar más. Y ¿saben qué? ¡Fue sumamente divertido! Como les conté antes, el peso que más pesa, el de mis pensamientos sobre mi cuerpo y la gordura, estaba muy liviano para entonces y viví todo ese proceso tranquila, sin pesarme, sin saber cuántos kilos iba perdiendo y sin tener una meta de peso específica. La primera vez que me pesé tras la manga gástrica fue nueve años después y no tengo duda de que eso aseguró que yo viviera en paz con mi cuerpo en esos años.

Catorce meses después de la cirugía, sufrí mi primera secuela. Antes de comenzar a dar detalles de mi salud, quiero contarles algo importante: yo tengo una alta resistencia al dolor. Me lo han dicho varios doctores, y yo misma puedo reconocerlo después de tantas experiencias con el dolor. Creo que me ha ayudado en algunos momentos, pero también me ha hecho aguantar muchos síntomas más de lo que debía aguantar. Y en toda mi historia bariátrica, el ser tan resistente al dolor no me ha ayudado a detectar a tiempo problemas complejos que se anunciaron antes de convertirse en casos críticos.

Resulta que cuando los cuerpos pierden peso muy rápido, se pueden crear piedras en la vesícula, y eso fue lo que me sucedió. Pasé muchos dolores de estómago muy raros en los meses previos, y los doctores que me examinaron –que fueron muchos en emergencias–, nunca dieron con las piedras en la vesícula. Cuál fue mi sorpresa cuando un día tuve un ataque de dolor horrible, con espasmos, y fui a urgencias otra vez y me tuvieron que dejar ingresada porque tenía una pancreatitis crónica. Me hicieron firmar un documento donde el hospital no se hacía responsable en caso de mi muerte, ya que mi estado era crítico al llegar. Estuve hospitalizada una semana, y al mes me quitaron la vesícula. En el 2011, dos años después de la cirugía, noté que comencé a ganar un poco de peso, y entonces comencé a mantenerme en el tamaño en el que estaba con el ejercicio. Como no tenía una báscula, no sabía cuál era mi peso, pero podía sentir si subía o no por cómo me quedaba la ropa. Mi tamaño fluctuaba mucho, pero al no conocer el número, realmente nunca lo sabré con exactitud ni tampoco importa mucho. Lo que sí es cierto es que comencé a usar el ejercicio como mecanismo de mantenimiento y de llevar un "control" de ganarme o no la comida dependiendo del ejercicio que hacía en el día. Es la manera en que lo hacía toda la gente delgada que conocía y así decidí yo también hacerlo. Es lo "normal". Hoy ya sé que esa es una conducta de riesgo y me entristece recordar cómo mi relación con el ejercicio se basó siempre en el tamaño de mi cuerpo y en una actividad para "curar la culpa" de comer.

El primer problema de desnutrición lo tuve en el 2013, cuatro años después de la cirugía, y fue una anemia crónica. Creo que por la fuerza y vitalidad de mi cuerpo, para el momento en que me di cuenta de que tenía anemia, ya era crónica. Aguantó todo lo que pudo, hasta no poder más: como sabemos, existe lo que llaman una "luna de miel" de la cirugía bariátrica, y es justamente un período de hasta seis años después de la cirugía en que no hay secuelas mayores, porque los cuerpos sobreviven de sus propios recursos para combatir la desnutrición que se está viviendo. Esa primera anemia fue un episodio sumamente duro: después de la ducha ya me sentía completamente exhausta. Pasaba todo el día en estado vegetal, y cabe también decir que esta fue una etapa muy difícil emocionalmente. Estaba sufriendo un problema familiar sumamente duro, y la anemia misma o entender qué era lo que la había causado nunca fue una prioridad, ya que había otros temas muy dolorosos en mi vida. Además de que nunca se me ocurrió que esa anemia hubiera sido producida por mi cirugía bariátrica. Te recuerdo que todo lo que yo sabía era que tenía que tomar vitaminas. Claro, nunca supe que tenían que ser bariátricas y que muchas veces hay que sumar otros suplementos extra a esas vitaminas.

El siguiente síntoma que puedo recordar, fue cuando al año siguiente descubrieron que tenían que hacerme tres tratamientos de nervios y me tuvieron que quitar una muela. Comencé a sufrir un montón de problemas dentales que nunca en mi vida había tenido. Ambas de mis familias genéticas gozan de dentaduras muy fuertes y sanas, entonces para mí era extraño vivir eso y, sin embargo, nunca se me ocurrió conectar la pérdida de salud dental con mi cirugía, porque ojos que no ven, corazón que no siente. Yo no sabía que eso podía pasar. Admito que hoy, mientras lo escribo, me parece muy obvio y hasta me da vergüenza contarlo: qué tonta soy. Qué falta de educación. Pero hoy entiendo que no es mi culpa, y que por más informada que esté, tampoco puedo esperar saber tanto de salud cuando no es mi campo. Esto les sucede a muchísimas pacientes bariátricas que por primera vez ven un video mío y que finalmente conectan que sus secuelas son a causa de sus cirugías de hace muchos años. Así como compartir mi historia en Instagram me ayudó a entender que todas mis enfermedades eran por mis cirugías, mis videos y activismo ahora están ayudando a mucha gente a reconocer qué es lo que está pasando y buscar un diagnóstico con una doctora o doctor que sepa sobre secuelas bariátricas.

En los siguientes años, entre el 2014 y el 2018, la anemia iba y venía constantemente. Me costó entender que tenía que tomar hierro a diario y una cantidad alta, porque tampoco entendía que era una secuela a vigilar de por vida. Lo veía como algo que sucedió y que a todas las personas cuando les afecta, es igual. Entre el 2016 y el 2021, he de decir que poco a poco comencé a cansarme más temprano, a necesitar días enteros de no hacer absolutamente nada, y además tenerlos más y más a menudo. Pero nunca se me había ocurrido conectar todos estos episodios como parte de un mismo problema, y hoy, sabiendo lo que venía a continuación, pues todo tiene más sentido aún.

Aproximadamente en el 2015, comencé a desarrollar una acidez y unas agruras que constantemente me afectaban a la hora de dormir. De verdad que no puedo nombrar un momento exacto en que esta acidez comenzó a comprometer verdaderamente mis costumbres de sueño. Desde la cirugía bariátrica, he estado tomando lansoprazol, que es una medicina que me recetaron de por vida, y aun así, la acidez me afectaba muchísimo. Tenía que dormir con muchas almohadas y, si tomaba un té después de las 7 p. m., se me atragantaba mientras dormía y me podía despertar ahogándome en el líquido. (Es hasta ahora que la nutricionista Lorena Torres me ha explicado que los antiácidos, como el lansoprazol, no pueden tomarse por períodos prolongados de tiempo, ya que pueden dañar a largo plazo el tejido del esófago. Esto ningún doctor me lo dijo y hasta la fecha ninguno lo ha dicho, y yo continuaba tomándolo). Yo relacionaba esto con que tal vez tenía una hernia hiatal, pero no me iba a chequear por miedo a lo que me pudieran decir. Me daba mucha vergüenza que me dijeran que tal vez la manga gástrica había provocado esas molestias, y prácticamente había adoptado una posición: "ahora te aguantas, Mariana. Si te metiste en esto y ahora padeces de dolores, es tu culpa".

Bypass gástrico

Fue recién cuando conocí a Sven y comencé a ser su pareja, que él me empezó a pedir que por favor fuera al doctor y me revisara todo eso. A él lo despertaba por las noches con mis ataques de acidez, tos y semi-atragantamientos causados por el reflujo. Y no fue hasta finales del 2018, teniendo una conversación con una amiga, que finalmente entendí que me tenía que chequear: ella me contaba que a su nueva pareja ya le había dicho de sus problemas de salud y yo no entendía por qué era necesario decirle eso al chico con el que estaba comenzando a salir. A esto, me respondió que si él iba a tener una relación con ella, tiene que saber cuáles son las partes de su realidad que él tendrá que vivir también. Ahí caí en la cuenta. Entendí que, al estar en una relación estable, también era mi responsabilidad cuidarme por el bien suyo. En una relación, si una persona sufre de salud, la otra se verá afectada de una u otra manera. También ahí entendí que me daba pánico hacerme chequeos. Entendí que había estado huyendo de esos exámenes porque sabía que algo estaba muy mal. Si les soy honesta, pensaba que probablemente ya tenía un cáncer gástrico o comienzos de este. Le admití a Sven todos estos miedos, y por supuesto que me apoyó para que comenzara a hacerme exámenes de todo tipo.

Cuando me hicieron la gastroscopia, encontraron que algo estaba mal y comenzaron a hacerme más exámenes. Descubrieron un divertículo de 6 cm (como una bolsita extra) que se había formado y me mandaron al departamento de cirugía. La gastroenteróloga prácticamente me dijo que me tendría que aguantar esas molestias de por vida y seguir tomando los mismos medicamentos. Así que obviamente pedí que me transfiriera para tener otra opinión. El nuevo doctor, un cirujano general, me mandó unos exámenes muy extraños, y a principios del 2019 me explicó que tenía que hacer una operación para arreglar varios males. Ese divertículo tan grande probablemente había comenzado a formarse desde antes de mi cirugía bariátrica, pero realmente no podía saberlo a ciencia cierta. También mandó un nuevo examen donde se dio cuenta de que mi esófago tenía 95% de inutilidad, o sea que me era inservible, y es aquí donde decidió que además tenía que hacer una cirugía con esternón abierto, porque la boca de mi "estómago" estaba más arriba de lo normal. Sin embargo, no estaría seguro de cómo sería esta cirugía hasta presenciar él una gastroscopia especial.

El día de la gastroscopia llegó –el día antes de la cirugía–, y entre el cirujano, el gastroenterólogo y Sven, no pudieron creer lo que encontraron en mi estómago. Lo que el gastroenterólogo creía que era mi estómago, resultó que era el divertículo mismo, y cuando trataron de entrar en mi estómago, el doctor tuvo que hacer malabares con sus manos dirigiendo y empujando la sonda e inflándome aire extra para empujar la herramienta. Así fue cómo lograron entender lo que estaba pasando, además de que como mi cirujano –que ya conocía mi anatomía por los rayos X y ultrasonidos– estaba presente y dirigía la travesía, pudo ver que mi estómago estaba torcido como una camiseta empapada de agua que se escurre y se ve como un tornado (que luego aprendí que se llamaba *twist* gástrico, aunque tuve que investigarlo por mi cuenta). El gastroenterólogo no podía creer lo que estaban viendo, y dijo que nunca en su vida había presenciado algo así. Fue un procedimiento bastante traumante para Sven y para mí. Había líquidos negros por todos lados y comida mal digerida, aunque llevaba más de ocho horas en ayunas. Ambos doctores expresaron su shock y no podían entender cómo yo digería la comida y estaba viva. Gracias a ese procedimiento, el cirujano se sentía muy positivo porque se dio cuenta de que ya no tendrían que abrir mi esternón, sino que podrían hacer toda la cirugía laparoscópicamente.

Mi cirugía se basaba en tres partes: una, quitar esas torsiones del estómago y ponerlo en su lugar. Dos, hacer un bypass gástrico (que es un canal más estrecho de conexión entre el estómago y el intestino delgado, cortando el duodeno, la parte del intestino donde se absorben las vitaminas y minerales), para abrir una nueva posibilidad de alimentación, ya que el estómago y esófago estaban muy comprometidos. (Además, el doctor no sabía si podría sacar o no el divertículo, y era necesario prever una ruta de alimento sana en caso de que el divertículo se tuviera que quedar). Y tres, si resultaba posible, quitar el divertículo que podía resultar muy peligroso dejarlo, porque la comida se podía meter ahí, pudrir y provocar una infección.

En la cirugía misma pudieron hacer los dos primeros pasos, pero al tratar de sacar el divertículo, encontraron que este estaba muy pegado al vaso y se reventó una vena principal. Perdí dos litros y medio de sangre en un minuto, y tuvieron que detener la cirugía ahí. La recuperación al despertar fue horrible, pero pude salir del hospital a los seis días.

La cirugía fue un éxito rotundo en un área: la acidez y el reflujo se terminaron. Ya no más dormir sentada. Ya podía tomar té y comer "normal" en las noches. (Un paciente bariátrico nunca comerá normal). Tanto para Sven como para mí, el sueño y la paz dentro del cuarto en las noches mejoró, y no fue hasta que me hicieron esta cirugía, que me di cuenta de cómo había sacrificado mi salud por lo que estaba sufriendo antes de esta. Definitivamente, al mejorar, pude entender lo mal que estuve del estómago y lo mucho que esos malestares comprometían mi gozo diario.

Fue en el 2021 que tuve respuestas concretas acerca del desastre que había ocurrido con mi estómago. Me senté con mi cirujano y le dije, ya pasado el trauma de la emergencia con la que se me hizo esa cirugía en el 2019, que quería saber la verdad sobre por qué había perdido la motilidad de mi esófago, por qué se me había formado un divertículo y se me hizo ese *twist* gástrico o torsión gástrica, que según aprendí hace poco, es una secuela de las mangas gástricas únicamente. El doctor cree que el divertículo ya se estaba formando antes, pero piensa que el *twist* sí fue una secuela de la misma manga. Un estómago normal no se hubiera deformado así, y al observar los tres problemas juntos, deduce que todo fue una consecuencia de mi manga gástrica. Tampoco descarta que el divertículo pueda haberse formado enteramente después de la manga, como consecuencia de esta. Le pregunté a mi amiga cirujana, y ella me confirmó que no había ningún divertículo cuando me hicieron la manga gástrica, así que las deducciones de mi cirujano son bastante probables. Lo triste es que yo tuve que mentirle al cirujano diciendo que ya estaba tranquila y en paz y que todo estaba muy bien conmigo, para que me admitiera esas secuelas de la cirugía: yo estaba en pánico, enferma, visitando doctores y buscando ayuda desesperada, pero él no era la persona que me iba a poder ayudar a diagnosticar lo que me pasaba. Eso ya lo tenía claro.

El bypass gástrico, en mi caso, vino prácticamente a salvarme la vida y fue parte de esa cirugía de corrección que por obligación había que hacer. Sin embargo, toda esta cirugía y todo este problema que estoy contando es una secuela de la manga gástrica. Está claro que ningún doctor podría haber predicho toda esta complicación, pero son cosas que pueden suceder de forma aislada, o juntas. Hay personas que pierden la motilidad del esófago sin tener divertículos ni una torsión gástrica. El doctor también me informó que una de las secuelas posibles después de la cirugía bariátrica son las hernias. Todos estos males que sufrí me eran completamente desconocidos como posibles secuelas de la manga gástrica. Créame que, si hubiera encontrado una lista con más de tres secuelas (ni hablar de las más de veinte que menciono en el Capítulo 5), jamás me habría operado en el 2009. Además, en redes me preguntan mucho sobre la diferencia entre ambas y sobre cuál es mejor: el bypass es sin duda más invasivo y por eso se vende la manga gástrica como la operación ideal, pero la manga puede desarrollar problemas muy severos que terminan en un bypass gástrico para salvar al paciente, como en mi caso, o tratar de arreglar otras secuelas.

El bypass trajo nuevos problemas a mi vida, y nadie me dijo que otro de sus nombres es "procedimiento restrictivo malabsortivo", que significa que lo que busca el procedimiento es que la persona no pueda comer la misma cantidad de alimento ("restrictivo") y no absorba adecuadamente los nutrientes ("malabsortivo"). De hecho, después de realizado el procedimiento, el estómago pasa a llamarse "reservorio gástrico": no puede continuar llamándose "estómago" porque deja de ser y cumplir sus funciones.

¡Qué diferencia habría si a esta cirugía la llamáramos de esta forma en vez de "bypass gástrico"! A mí solo el nombre me da terror, porque deja implícito que lo que vamos a hacer es poner al cuerpo a desnutrirse: aunque vivimos en un mundo donde la verdadera nutrición no es tan importante, porque se ha empañado mucho con la cultura de dieta. El bypass gástrico me vino a enfermar de una forma silenciosa y profunda: es desde esta operación en el 2019 que yo me autodenomino "paciente de por vida". Una expresión que la tomé prestada de una de las pacientes bariátricas que comparten su historia en el Capítulo 9.

¿Mejor el bypass o la manga?

En las redes sociales me preguntan mucho cuál de estas dos cirugías recomiendo más y, francamente, desde mi experiencia: yo no recomiendo ninguna, porque las dos provocaron efectos negativos a mi salud que son irreversibles. El bypass gástrico es sin duda la cirugía que más compromete tu salud a corto plazo, porque es mucho más invasiva ya que la comida pasa del esófago directo al intestino. Se corta el duodeno, que es la parte donde más se absorben los nutrientes de la comida, y eso ya compromete nuestra salud casi que inmediatamente. La producción de enzimas casi no llega al intestino, y la comida se nos va haciendo cada vez más indigesta por lo que podemos desarrollar alergias nutricionales, intestino permeable, diarreas crónicas, flatulencia crónica u otros padecimientos intestinales.

Todo eso me pasó rápidamente después de la cirugía y es la realidad de muchas personas operadas de la comunidad en Instagram. Es más, pertenezco a un grupo de Facebook donde se comparten experiencias de reversiones del bypass en el que la mayoría de las integrantes comparten sus historias negativas con el bypass gástrico. Cuando tienes un bypass, puedes dar por hecho que tu cuerpo ya no se alimenta casi de la comida, y los suplementos pasan a ser tu verdadera alimentación. Es por eso que yo gasto en suplementos un mínimo de 600 euros por mes, y debo decir que en Costa Rica esta cifra podría ser el doble, y en muchos países latinoamericanos ni siquiera se consiguen en farmacias.

Cuando solo tenía la manga, no me sentía paciente a este nivel, pero con la manga tuve un período de luna de miel y los daños fueron directamente a mi sistema digestivo, de los cuales no había vuelta atrás y terminé con un bypass. O sea que ambos en mi criterio son igual de peligrosos. Muchos cirujanos tratan de convencer a personas a operarse diciéndoles que la tecnología de hoy es mucho mejor que la de antes, como si eso hiciera una gran diferencia en las secuelas. Quiero decirte que en este libro yo no hablo de las secuelas de la cirugía misma, porque la mayor parte de las veces son exitosas como la mía. Entre menos invasiva sea la cirugía misma, mejor será la recuperación, pero de las secuelas que yo hablo son las secuelas que vienen después. Las secuelas causadas por tener que vivir con un órgano vital cortado y cómo el cuerpo reacciona a ello después de varios años. No tiene nada que ver con la tecnología de cómo se corta el órgano.

Capítulo 4

El fantasma impredecible: la desnutrición

Cuando me explicaron antes de la cirugía bariátrica que iba a tener que tomar vitaminas de por vida, no me pareció una secuela realmente importante ya que las vitaminas las compramos en cualquier lado y no cuesta nada conseguirlas. Tampoco me dijeron que sería una "desnutrición controlada", que es como muchos doctores lo llaman y que es un término que sí hace una gran diferencia. Me hubiera ayudado a entender que iba a causar desnutrición en mi cuerpo. Parece obvio, pero cuando estamos frente a una doctora o doctor que tienen poder sobre nosotros, que nos hablen con las palabras precisas sí hace una gran diferencia.

Voy a comenzar este capítulo diciendo que la desnutrición cuando eres paciente bariátrica es un fantasma, porque aunque sabes que está, no sabes exactamente dónde ni cómo afecta o crea nuevas enfermedades. Lo ves de vez en cuando, pero está ahí, lo sepas o no. Y esto describe perfectamente a la desnutrición: ningún doctor del planeta puede prever cómo la química de cada cuerpo va a reaccionar cuando se le hacen cambios tan grandes como los que produce una cirugía bariátrica. La nutrición es química pura y, por ende, la desnutrición es un desbalance químico que afecta a cada cuerpo, a cada ecosistema, de una manera diferente.

A otra persona, por ejemplo, los índices de hierro en la sangre no le causan los mismos efectos de energía baja que me causó a mí. O también, el desbalance químico relacionado a la desnutrición después del bypass gástrico que me afectó la tiroides. Por primera vez en mi vida, tengo la T4 baja y hace que mi metabolismo esté lento y me haga ganar peso con facilidad. A otras personas, este desbalance químico les puede afectar aún más o menos En febrero del 2022, un doctor especializado aquí en Bélgica me diagnóstico con hipotiroidismo y al pasar de más de un año estudiando mi tiroides con diferentes medicamentos y dosis, en marzo del 2023 me explicó que tengo un tipo de hipotiroidismo muy severo que necesita una dosis alta de medicamento para que yo me sienta en balance. También me explicó que mi padecimiento es muy raro porque los exámenes de sangre no detectan en números la severidad de mi condición, y más bien se ve como un padecimiento leve. Tomo una medicina que contiene T3 y T4 que es difícil de encontrar aquí en Bélgica y que sacan de producción cada cierto tiempo. Una medicina cara y muy poco conocida que por suerte mi seguro social paga, pero que no deja de ser un gasto y un ejemplo claro de que cada cuerpo es diferente y que la desnutrición afecta diferente a cada persona.

Hablando con mi nutricionista bariátrica, Mónica Rodríguez de @nutricion.bariatrica, la persona con más conocimiento de cuidados bariátricos a largo plazo, me explicaba que es muy común desarrollar hipotiroidismo después del bypass gástrico y que se puede deber a la permeabilidad de mi intestino, la mala absorción de proteínas que afecta el transporte de hormonas en el cuerpo y otros detalles. Para mí ha sido un shock ver cómo mi cuerpo engordó por culpa del bypass, cosa que se supone el bypass previene. Y ahí está el tema, cada cuerpo reacciona diferente y por eso muchas personas adelgazan mucho menos de lo que se esperaba y/o engordan al poco tiempo de la cirugía.

Y comienzo este capítulo con mucha pasión, porque nunca hasta ahora había entendido los problemas severos y desgastantes emocionalmente que vienen relacionados a una desnutrición severa. Es sobre todo en este tema donde probablemente sufra más. Las cirugías, los tratamientos de nervios o la extracción de muelas para mí no han sido tan traumáticos como pasar días, semanas, meses con fatiga extrema que afectan mi estado de humor, mis reflejos al manejar y mi capacidad para socializar.

La paciencia que requiere la desnutrición, en mi opinión, es de lo más difícil que me ha tocado vivir, y aquí, querido lector, admito con absoluta certeza que si yo hubiera sabido que me iba a pasar esto, *jamás* me habría operado. Perder mi energía, capacidad de gozo y de socialización es para mí como si me quitaran el oxígeno. En momentos así, desearía con todas mis fuerzas volver al 2009 y decirle a la gorda deliciosa y sana que yo era, que ni loca se opere. Que esa cirugía le puede quitar su esencia, y ya que estoy en este tema, lo digo en voz alta: si yo pudiera volver el tiempo atrás, volvería a ser gorda con tal de recuperar mi salud. Considero que mi cirugía fue todo un fracaso, aunque me mantenga en el privilegio de la delgadez y los doctores consideren mi caso como un éxito. Perdí mi salud y gasto lo que podría ser una hipoteca al mes o diez viajes de Europa a Latinoamérica por año, en mantener mi cuerpo con vida. Claro que preferiría ser gorda y mantener mi salud

Le he dedicado un capítulo entero a la desnutrición en este libro porque es un tema al que yo personalmente no le di la importancia que tenía, porque jamás entendí que me iba a causar desnutrición de por vida. No me eduqué como debía y, más importante, aún no existe la información adecuada para pacientes de cirugía bariátrica a largo plazo. Que no se nos olvide que muchas personas se operan en clínicas privadas donde después de seis meses o un año, se termina el control. La manera en que se cuida a los pacientes en diferentes países y hospitales varía muchísimo. Por eso tampoco se puede juzgar cómo le va a una persona y qué tanta información tenía o no antes de operarse. ¿Sabe entonces el paciente cómo cuidarse y qué alertas observar con detenimiento por el resto de su vida? En mi experiencia, conociendo casos de personas que se han operado hace más de siete años, la respuesta es en un 99% de los casos un no.

Recientemente, por ejemplo, me enteré de una deficiencia específica del bypass gástrico (que a veces también afecta a los pacientes de manga gástrica): la deficiencia de tiamina o de vitamina B1. ¿Sabías que todos los resultados pueden estar bien y que, sin embargo, podríamos tener una deficiencia de B1? Yo no, y tuve que dar con una página que vende vitaminas bariátricas y publica artículos, para poder enterarme. Esa marca no suministra la vitamina B1, pero sí todas las demás. Al hacer una búsqueda, leí que muchos doctores no saben de esta secuela específica, y lo crítico que puede ser si un paciente la experimenta. Sobre todo porque las deficiencias de B1 suceden en países subdesarrollados donde la desnutrición es severa. También me enteré que cuando te chequean la vitamina B12 normalmente solo ven la B12 y no chequean la B12 activa, que se llama holotranscobalamina, y que un resultado normal de la B12 no necesariamente significa que la otra está bien. En pacientes bariátricos siempre hay que revisar las dos, y eso casi nunca se hace. Un doctor me dijo una vez que no iba a chequearme eso, porque solo es necesario en África. Además de ser un comentario xenofóbico, demuestra la desinformación que tienen muchos doctores al cuidar pacientes bariátricos.

Y el problema específico que tenemos los pacientes bariátricos (me ha tocado aprenderlo sola, haciendo investigación), es que absorbemos menos de todo, aun cuando el estómago vuelve a crecer. Absorberemos menos de todo de por vida porque nos han cortado el órgano que lo absorbe de manera natural, y casi siempre que tenemos un desbalance nutricional es porque ya está en un nivel muy bajo o crónico y significa que hay que tomar medidas extremas para poder ayudar al cuerpo a recuperarse. Puede que sea compensando el hierro u otra vitamina por medio intravenoso, y si no es por este método, entonces hay que esperar un largo tiempo para que el cuerpo recupere su energía normal.

A esto tengo que añadirle que el desgaste emocional y mental que es pasar semanas en un sofá sintiéndome débil, con una neblina mental y falta de ganas para hacer cosas, es una de las posiciones más frustrantes y desgastantes que existen. Nivelar la desnutrición cuando hay déficits es sumamente agotador y requiere de mucha energía. Y no solo hablo de la anemia (aunque a quienes nunca han sufrido de anemia les digo que ese es otro padecimiento que realmente toma tiempo, paciencia y a veces tratamientos intravenosos para poder nivelarla). Y como los doctores no pueden prever cómo va a reaccionar cada cuerpo, significa que cada uno va a necesitar un tratamiento específico y tener un doctor que sepa ayudarnos y adecuarse a nuestras deficiencias personales. Encontrar a ese doctor o esa doctora es sumamente difícil, y en este momento escribo desde un país que tiene una salud social y médica absolutamente geniales, y así y todo ha sido muy duro poder encontrar aquí a uno que me sepa ayudar con todas esas deficiencias. ¿Qué pasaría si en este momento tuviera que trabajar para poder pagar mi renta y poder comer? Afortunadamente, cuento con el apoyo de mi pareja y la ayuda de mi tía, pero ¿si esto no fuera así? Realmente, no lo sé, pero desde hace cuatro años no podría estar trabajando a tiempo completo. Sencillamente, no tengo la fuerza física y mental para poder hacerlo, y esta es una señal de cómo la nutrición es tan importante y tan compleja.

Una de las varias endocrinólogas que visité en mi búsqueda de doctores me explicó que, hasta la fecha, hay muchos desbalances químicos a nivel celular y hormonal que ni los exámenes de sangre ni la ciencia logran todavía detectar. En este momento de mi vida, profundizar sobre la nutrición, tener citas con Mónica cada seis semanas y observar mis reacciones cuando hago ciertos cambios y entender sus grandes complejidades, me ha ayudado mucho a buscar cómo mejorar mi nutrición.

Hoy entiendo que, cuando se habla de la desnutrición después de la cirugía bariátrica, se subvalora y no se les explica suficientemente bien a los pacientes lo que eso significa. Por ejemplo, en una reunión que tuve recientemente con el cirujano, él estaba listo para despacharme cuando le pregunté si debía incrementar mi consumo de proteína, y entonces se fijó más detenidamente en mis resultados de sangre (que yo no podía ver), y se dio cuenta de que tenía la proteína muy baja. ¿Por qué no lo vio, y me aseguró que todos mis resultados estaban bien? Pues porque se infravalora la importancia de la química nutricional en el cuerpo. Lo he visto con mi doctor de cabecera, al igual que con doctores especializados. Y, adivinen, los pacientes bariátricos necesitamos tomar proteína extra, porque el cuerpo ya no la absorbe igual. Es peor si tienes un bypass. ¿Cómo él no estaba encima de eso? ¿Lo sabe o cree que no es tan importante?

En el Capítulo 9, comparto historias de otras personas que se han hecho la cirugía bariátrica y allí encontrarás la historia de Artemisa. En su caso, la cirugía bariátrica descontroló completamente su tiroides y, como sabemos, esa es la madre de la química en nuestros cuerpos. Cómo va a reaccionar nuestra tiroides a un desbalance nutricional es una de esas secuelas que ni el doctor ni nadie puede prever antes de hacerte la cirugía.

Ha habido varios momentos en que he sufrido de fatiga crónica, neblina mental, visión borrosa, dificultad para concentrarme, baja de ánimo, cero libido... y en esos momentos nunca supe a qué se debía. Era levantarme todos los días a sentir lo mismo y temer que mi gente cercana no me fuera a creer. Con las secuelas bariátricas es muy difícil que las personas entiendan lo que estamos pasando y que sepan que no estamos locas o tratando de llamar la atención. Si me siento tan mal y doctor tras doctor me dice que estoy bien, al fin y al cabo ¿a quién le van a creer? Lo que como paciente bariátrica más temo es ir al doctor y que me pueda decir lo que no quiero escuchar: que no tiene respuesta a la pregunta de dónde viene mi fatiga y por qué mi libido está muerta. Eso ya lo he escuchado muchas veces, y es la frase que más me frustra seguir escuchando. Lo que estoy entendiendo es que haberme operado significó dictaminarme a vivir de por vida con una desnutrición que no se puede controlar en su totalidad. A veces sabré qué me pasa y, a veces, no.

Creo que, más que las cirugías y las complicaciones críticas que ya he vivido en estos años a causa de la cirugía bariátrica, lo que más me afecta es este no saber y estas deficiencias que afectan el día a día. Gracias a ser paciente de Mónica ya tengo muchas más respuestas de las que me imaginé tener, y eso me da mucha seguridad, pero la realidad es que ser pacientes bariátricos nos hace vivir en alerta todos los días de nuestra vida.

Capítulo 5
Secuelas

En este capítulo voy a enumerar todas las secuelas que he sufrido a causa de mis dos cirugías bariátricas, y voy a incluir las secuelas emocionales o psicológicas como parte de ellas. Sería muy irresponsable de mi parte no compartir estas últimas, ya que yo todavía alucino con cómo es posible que se hagan estas cirugías sin explicar sus consecuencias psicológicas también.

Sobre todo, en este capítulo busco preparar a los pacientes y que estén listos para asumir que los doctores no pueden predecir qué secuelas físicas ni psicológicas les afectarán, ni cómo o qué tan gravemente. La mejor herramienta que te puedo dar, porque lo es para mí, es entender que todo este montón de cosas extrañas que siento y hasta pienso, no soy yo: son mis secuelas. Esta lista es solo de mis secuelas y después comparto una lista más general de lo que mi comunidad bariátrica, @marianadenhollander_libros, comparte en Instagram. Las separo, porque en esta lista puedo hablar desde mi experiencia y en la otra, no. También compartiré nombres de estudios médicos que hablan de la cirugía bariátrica.

La médica generalista Candelaria Lopez Gomez ha revisado este libro, y específicamente este capítulo, para asegurar que las secuelas que menciono y mis deducciones tienen valor médico real. La nutricionista Lorena Torres (especializada en hipotiroidismo y salud intestinal, y que tuvo experiencia de dos años dentro del mundo médico bariátrico) ha revisado también esta lista y ha añadido secuelas.

1) Piedras en la vesícula por pérdida rápida de peso y extracción de vesícula como consecuencia

Las piedras en la vesícula (que pueden detonar una pancreatitis, como me ocurrió a mí) son una secuela del descenso rápido de peso.

Realmente todas las personas que están en un proceso de pérdida de mucho peso en muy poco tiempo, deberían chequearse la vesícula con ultrasonido cada seis meses, sobre todo si comienzan a tener dolores abdominales extraños. No es una secuela directa de la cirugía bariátrica, pero sucede mucho y en mi caso fue a causa de la cirugía que perdí peso tan rápido. Sin embargo, casi pierdo mi vida por la pancreatitis que sufrí, y es importante repetirlo y no olvidarlo. Todas las secuelas que aquí menciono, pueden traer daños severos a nuestra salud por sí solas. Ahora imaginemos qué pasa cuando tenemos varias al mismo tiempo.

Por otro lado, es importante recalcar que a quienes no tienen vesícula no se les recomienda hacerse estas cirugías, algo que yo no sabía cuando me hicieron el bypass.

2) Anemia

La anemia es una secuela que comencé a tener cuatro años después de la cirugía y que sí está 100% relacionada con la desnutrición que se prevé después de una cirugía bariátrica, ya que el hierro se absorbe en el duodeno (y por eso es de las secuelas más frecuentes), aunque también se sufre mucho teniendo manga gástrica y en pacientes que toman ya vitaminas bariátricas y suplementos de hierro.

Antes de la intervención, jamás había tenido anemia ni nada que se pareciera a una deficiencia de nutrientes en mi sangre, así que puedo asegurar con absoluta certeza que cualquier señal de desnutrición después de la cirugía bariátrica, en mi caso, está relacionada con ella. El problema con la anemia es que viene y va, y dependiendo de la persona, eso significa que necesitas tomar suplementos nutricionales bariátricos por el resto de tu vida y de manera constante. A veces tomarás el hierro solo de manera aleatoria, pero aconsejo a cualquier persona tener mucho cuidado con los niveles de hierro en la sangre y observar si comienzan a bajar poco a poco. La prevención de la anemia es vital, ya que cuando el hierro realmente baja y empieza a causar problemas, toma mucho tiempo poder mejorarlo. Y el cansancio y lo mal que te puedes llegar a sentir es realmente una tortura.

3) Deterioro en la salud dental

Siempre he gozado de una salud dental bastante buena, y en mi familia de ambos lados las dentaduras tienden a ser muy sanas. Además de que mi mamá y mi papá siempre cuidaron mi salud dental con mucho cuidado. A partir del 2014, cinco años después de mi cirugía, comencé a tener serios problemas con mi dentadura, algo que les pasa a muchísimos pacientes de cirugía bariátrica ya que los cambios hormonales producen modificaciones en el pH de la saliva y esto provoca más riesgo de generar caries, inflamación y sangrado de encías. Pero también, este cambio hace que los dientes se descalcifiquen y cambien de anatomía.

En un año me tuvieron que hacer tres tratamientos de nervio, quitarme una muela y comencé a notar que las encías se me empezaron a bajar. También, mi dentadura se hizo un poco más delgada, como si la fisonomía sencillamente hubiera cambiado, y esta es una secuela muy normal entre pacientes bariátricos.

4) Divertículo

A finales del 2018, después de hacerme unos exámenes, me di cuenta de que tenía un divertículo de 6 cm en el estómago, que es como una bolsita extra donde se pueden almacenar residuos de comida y que puede generar infecciones (diverticulitis). Esta no es tan común como otras de las secuelas, pero es una posibilidad en pacientes con manga gástrica.

5) *Twist* o torsión gástrica

Existe una posible secuela llamada *twist* gástrico que solo la encontré al realizar una búsqueda muy minuciosa en Google (cuando el cirujano lo descubrió, no me dijo que tenía un nombre).

El estómago se tuerce y parece una camiseta mojada cuando se escurre, y puede ocurrir cuando la presión en el estómago incrementa y la comida no pasa con facilidad hacia el intestino. ¿Por qué nunca supe de esa secuela? Es una complicación 100% de la manga y ni siquiera pude encontrarla con facilidad. Otro dato que me dio el cirujano es que los *twists* gástricos son difíciles de ver en radiografías y ultrasonidos. A veces, solo se pueden ver en una gastroscopia muy detallada. En mi caso, los gastroenterólogos nunca dieron con el *twist* gástrico, porque paraban el procedimiento al llegar al divertículo. Lo que quiero decir es que es importante pedirle al gastroenterólogo que busque y entre dentro de tu manga para verificar que todo esté bien.

6) Pérdida de motilidad del esófago

En mi búsqueda de respuestas, también encontré que existe la secuela de perder la motilidad del esófago. En mi caso, perdí 95% del uso de mi esófago y vino acompañado de las dos complicaciones anteriores, pero puede suceder sin que las otras dos cosas ocurran. Lo mismo pasa con el *twist* gástrico: se puede dar sin que existan las otras dos complicaciones.

Esta pérdida puede deberse también a un estrechamiento o como consecuencia de haber tomado de forma prolongada antiácidos (como el lansoprazol en mi caso), y eso lo he descubierto recientemente.

7) Acidez y reflujo

Desde el 2014 comencé a desarrollar una acidez, reflujo y agrura constante. Fue creciendo a medida que iban pasando los meses y años, hasta el nivel que llegué a dormir sentada, porque no podía soportar el ardor e incomodidad de la acidez. A pesar de que tomaba antiácidos desde el primer día de la cirugía, este problema se fue agudizando, porque nadie me había advertido lo peligroso que era su uso prolongado. Esta también es una de las secuelas más frecuentes en los pacientes bariátricos y por eso tienes que observar muy detenidamente si sientes que tu acidez o reflujo comienzan a ser extremos: el reflujo daña el recubrimiento del esófago por no tolerar el pH ácido de los jugos gástricos.

8) Presión baja

La presión baja comenzó a afectarme desde el primer año que me hicieron la manga gástrica, y es un problema, porque es lo suficientemente baja como para causar bajones de energía y que me sienta mal durante el día, pero no es lo suficiente como para que me receten medicamentos. Entonces, es algo con lo que sencillamente tengo que aprender a vivir y tratar de sobrellevar lo mejor que puedo.

La nutricionista Lorena Torres me ha informado que es conveniente chequear la vitamina K ya que se produce en el intestino a través de las bacterias de nuestra microbiota que participa en la coagulación de sangre. También podría deberse al síndrome de dumping.

9) Desgaste emocional y mental

El desgaste mental, emocional y psicológico de las secuelas de la cirugía bariátrica tienen que ir incluidos dentro de este capítulo ya que son problemas con los que la mayoría de las personas se van a enfrentar. Y esto ocurre igual por las secuelas físicas o porque es una secuela psicológica a raíz de la pérdida de peso y del cambio que eso conlleva. De hecho, el intestino está conectado al cerebro, y el 90% de la serotonina se produce allí. Al estar el intestino inflamado o estresado, se produce menos serotonina y esto afecta directamente el estado de ánimo, las emociones, la cognición y el descanso, entre otros.

Es importante mencionarlo, porque es muy factible que necesites ayuda profesional psicológica para sobrellevar las muchas molestias que es probable que sufras a raíz de la cirugía bariátrica. No debemos pensar que el desgaste emocional y mental es algo pequeño, porque, por ejemplo, una cosa es tener un episodio de tristeza de unos meses, y otra muy diferente es que por secuelas físicas necesitemos ayuda para poder sobrellevar mentalmente todo lo que estamos viviendo de por vida. Específicamente me refiero a, por ejemplo, estar en un período donde los doctores no saben por qué estoy sufriendo fatiga crónica y tengo que sobrellevarlo de alguna manera. O tener que pasar por todo el período de una segunda operación de algún tipo como secuela de la cirugía bariátrica y necesitar apoyo psicológico para poder sobrellevar el peso emocional que significa una cirugía más en mi vida.

Como parte de las secuelas que afectan nuestra salud mental quiero mencionar la culpa, la vergüenza y la presión social. Casi nunca se habla de las secuelas a nivel mental o emocional que las cirugías, los cambios físicos o procedimientos médicos pueden provocar en nosotros. Los considero tan importantes como las secuelas físicas y hoy, en el 2023, más que nunca, entiendo la importancia de crear un documento que informe sobre el tipo de secuelas emocionales o psicológicas que se pueden tener a largo plazo.

En diciembre del 2021 y enero del 2022, llegué a experimentar un bajón mental y emocional tan severo, que por primera vez entendí por qué hay estudios que dicen que los pacientes bariátricos tenemos hasta cuatro veces más posibilidades de un suicidio que una persona sin operar. Creo que al haber cosechado siempre una salud mental tan fuerte yendo a terapia, en este período tan oscuro de mi vida, aunque estuve muy mal, nunca perdí la claridad de que lo que sentía no era yo: era una secuela y eso estoy segura de que salvó mi vida, o como mínimo, mi relación con Sven. Estar mal psicológicamente es muy grave, porque muchas personas no sabemos que esos pensamientos negativos no somos nosotros, sino que es parte de nuestras secuelas bariátricas.

Cuánto hubiera deseado yo poder leer sobre la experiencia de alguien que me hubiera podido dar una idea de qué tipo de trabajo emocional tenía que hacer con algún terapeuta antes de hacerme la cirugía, o inmediatamente después de hacerla. Porque, además, nunca me cansaré de decirlo: al perder peso en gran cantidad sí es cierto que la vida cambia y se viven muchas cosas bonitas relacionadas al nuevo privilegio de la delgadez, pero también es cierto que nos empiezan a atacar otro tipo de pensamientos relacionados al cuerpo y al peso que, si no los trabajamos con un especialista, nos pueden volver a obsesionar e incluso a enfermar con algún tipo de trastorno de la conducta alimentaria. Si ya traemos un pasado de trastorno alimentario es posible que, a largo plazo, este se intensifique después de una cirugía bariátrica.

10) Sentimientos de culpa

Quiero nombrar la culpa como parte de los síntomas o secuelas de una cirugía bariátrica porque hay diferentes momentos en donde uno puede llegar a sentir que habernos hecho la cirugía fue tomar "el camino fácil" para perder peso. Mucha gente lo cree así, y yo no fui la excepción. La culpa es una enemiga de nuestra salud mental y es necesario incluirla como parte de las cosas que podemos experimentar.

11) Sentimientos de vergüenza

Acompañada de esa culpa, viene la vergüenza. Esa de pensar que no has sido capaz de adelgazar con una dieta y ejercicios. De hecho, hay muchas personas que ocultan que se hicieron una cirugía bariátrica. También se puede sentir vergüenza con otras personas en cuerpos gordos que te pueden juzgar o incluso sentirse decepcionados de ti por haber tomado esa "decisión fácil".

12) Presión por no engordar

La presión por no engordar cuando te haces una cirugía bariátrica es extrema. No solo porque ya traes la vergüenza y la culpa de haber tomado la "ruta fácil", sino que además le tienes que demostrar al mundo que al menos eres lo suficientemente capaz y fuerte para poder mantener este nuevo peso. No puedo expresar lo suficiente cuánto atenta contra nuestra salud mental esta presión a la hora de adelgazar. Esta se convierte en una gran necesidad de probar y de ser la excepción y la persona que permaneció delgada o "sana" de por vida. Si creías que estando gorda la gente se metía mucho con tu cuerpo, créeme que con la cirugía esa atención microscópica se vuelve peor. Es como si el cuerpo de las personas sin importar su tamaño siempre le pertenecerá a la sociedad y créeme que, si adelgazas mucho, hay personas a las que no les gustará tu cambio de privilegio. Mucho menos si ganas un nivel más alto que ellos en ese privilegio. La gordofobia en nuestra sociedad está tan internalizada que no nos damos cuenta de la constante competencia en la que vivimos.

Las personas que vuelven a ganar peso pasan por una vergüenza y culpa que son extremas. Una vez más, sentimos que fracasamos, sentimos que estamos mal, que somos incorrectos, que no somos seres humanos confiables porque no pudimos mantener nuestra pérdida de peso. Todo esto es culpa de la gordofobia normalizada en nuestra sociedad y la gordofobia internalizada que tenemos. Imagina si además de esta culpa y dolor le adherimos los desbalances químicos causados por la desnutrición que nos deprimen biológicamente.

Hay una probabilidad de entre el 30% y el 50% de los casos (e, incluso, según algunos estudios, del 80%) de que se vuelva a ganar el peso perdido por una cirugía bariátrica, y es importante nombrar esta secuela y esta posibilidad. Si yo ya vivo en un cuerpo gordo del que me siento avergonzada, del que huyo, un cuerpo que no quiero, si la gordura me causa estrés y dolor, me siento en una prisión; y si me expongo a una cirugía y vuelvo a ganar el peso, el sentimiento negativo, la soledad y la tristeza van a ser mucho peores. Por eso, es también importante que sepamos a qué tipo de secuela mental o emocional podemos exponernos al decidir hacer o no una cirugía bariátrica.

13) Colesterol alto

En mi caso, por primera vez en mi vida tengo colesterol alto. Solo por dos puntos, y probablemente se deba a mi falta de vesícula o al desbalance de la tiroides. Por dicha, tengo el colesterol "bueno" súper alto y no es un problema. Pero lo menciono porque mucha gente se hace la cirugía bariátrica para deshacerse de problemas de la salud como el alto colesterol, altos triglicéridos y otras condiciones que pueden desaparecer por un tiempo, pero suelen reaparecer años después. Lo más irónico de todo esto es que yo siendo gorda siempre tuve el colesterol bajísimo, y prueba cómo muchas veces un colesterol alto no tiene nada que ver con la gordura. Por ejemplo, mi pareja lo ha tenido alto desde que es adulto y siempre ha tenido un cuerpo delgado.

Según la nutricionista Lorena Torres, no es cierto que al hacerte una cirugía bariátrica se "curan" la presión alta, el alto colesterol, los altos triglicéridos o la diabetes. Sobre todo, si existe un patrón genético. Algunas veces, mejora la sensibilidad a la insulina y da la sensación de tener los niveles de glucosa en sangre bajo control, pero eso no equivale a "curar" la diabetes.

14) Subida de peso

Aproximadamente, entre el 30% y hasta 75% de las personas que se hacen una cirugía bariátrica pueden subir de peso. Dependiendo del país, esta cifra puede aumentar, en algunos casos hasta el 80%. Yo sabía que esta era una de las secuelas o de las posibilidades al hacerme la cirugía. Después de dos años comencé a notar que ya estaba ganando peso, y desde entonces me mantuve haciendo ejercicio, pero no siempre se logra ese control y no es nuestra culpa si esto llega a pasar.

Nuestros hábitos en el consumo de alimentos no cambian por habernos cortado el estómago. Por eso es importante revisar nuestra relación con la comida y/o posibles trastornos alimenticios antes de decidir operarse.

15) Gastos económicos

Es realmente importante poner como secuela los grandes gastos económicos que se pueden llegar a tener de por vida, dependiendo del país en el que vivas y dependiendo de las instituciones médicas estatales, y más importante aún, dependiendo de tu clase económica. Los cuidados de la cirugía bariátrica son para personas que tienen mucho dinero extra por el resto de sus vidas. Es probable que tengas que pagar especialistas privados de por vida para que te ayuden a sobrellevar las secuelas de la cirugía bariátrica. Así como también vas a tener que pagar medicinas que son muy caras, vitaminas y suplementos alimenticios bariátricos.

Cuando me buscan pacientes bariátricos pidiendo ayuda desesperadamente, se me parte el alma al entender que si no tienen mucho dinero disponible, no van a poder seguir mis recomendaciones. Es más, como activista bariátrica, cuando entendí esto, se me partió el corazón. Me han sugerido muchas veces abrir grupos de apoyo y vivir de mi activismo, pero no puedo. Yo no puedo hacer esto cuando de antemano sé que podré ayudar a la persona solo si tiene mucho dinero disponible. Es desgarrador. Ser paciente bariátrico es carísimo y los gastos serán de por vida. Si estás pensando en una cirugía bariátrica, tienes que prepararte para tener un presupuesto mensual muy alto para pagar los exámenes de sangre, suplementos, doctores, nutricionistas y comidas especiales. Como les comenté, yo pago un mínimo de 600 euros mensuales y creo que es un monto bajo, porque en Bélgica la salud está muy subvencionada.

16) Bajos niveles de proteína

Con la manga gástrica ya tenía una desnutrición general, y ahora con el bypass se ha intensificado. Los niveles de proteína pueden bajar y, como he aprendido últimamente, estas son gran parte del motor de energía. La baja proteína produce cansancio extremo y que nuestro cuerpo intente obtener la proteína a partir de nuestra masa muscular, ocasionando una importante pérdida de dicha masa muscular. Además, cuando la proteína se digiere, es ella quien transporta las hormonas por el cuerpo y alimenta a nuestras células. Los pacientes bariátricos tenemos que consumir una cantidad de proteína diaria muy alta para poder digerir lo mínimo que necesitamos. Si no sabes al respecto, es vital que busques hoy a una nutricionista o doctor que te indique cuánto debes consumir.

17) Hipotiroidismo y hormona T4 baja (metabolismo lento)

Desde que me hicieron el bypass gástrico, tengo la T4 baja. La ironía de la vida: la cirugía para adelgazar limita tu capacidad de metabolizar. Lo cierto es que en los últimos años he notado la facilidad con la que he ganado peso y resulta ser que, a principios del 2022, un genio doctor aquí en Bélgica finalmente me pudo diagnosticar de hipotiroidismo. Consumo una dosis alta de una medicina que contiene la T4 y T3, porque es un padecimiento severo. La presión baja, el cansancio constante, la neblina mental y la falta de ganas de vivir estaban 100% ligadas a este padecimiento. En mi familia nadie padece de la tiroides y tanto mi doctor como mi nutricionista bariátrica, Mónica Rodríguez, conectan este padecimiento al bypass gástrico.

18) Intestino permeable: diarrea - estreñimiento - flatulencia severa

Desde mi bypass gástrico en marzo del 2019 estoy sufriendo de incomodidades o problemas gastrointestinales que nunca antes había tenido en mi vida. El doctor ya me confirmó que estos tres problemas son típicos del bypass gástrico y que pueden ser constantes y de por vida.

Siempre –aun con la manga– he tenido una salud intestinal bastante sana, y tengo una tolerancia alta para el dolor, pero desde que me hice el bypass gástrico sufro de constantes molestias que son muy dolorosas e incómodas. He sufrido un gran incremento de gases o flatulencia que a veces ha sido realmente horrible. También tengo episodios constantes de diarrea o de estreñimiento, que es algo que nunca había vivido hasta ahora. Se me hincha el vientre como jamás lo he visto en mi vida y se nota mucho en la ropa. Y hablo de una inflamación que va más allá de la hinchazón normal que tienen los cuerpos todos los días según cómo nos levantamos en la mañana.

Una explicación posible es el cambio en la microbiota intestinal, que desarrollo en el siguiente punto, pero también que al hacer un bypass nuestro intestino va haciéndose permeable. Esta es una condición que baja mucho las defensas y nos deteriora la salud general profundamente. Sobre todo, cuando pasan los años y el padecimiento no se corrige.

19) Problemas alimentarios por el desbalance de la microbiota

Entre más tiempo pasa, más descubro cómo ambas cirugías bariátricas afectan la salud del intestino al invadir la microbiota y el balance químico del sistema digestivo. La nutricionista Lorena Torres, con quien trabajé por un tiempo, me explicó que es muy posible que mi fatiga y cambio de ánimo puedan estar también vinculados a la microbiota, ya que una porción altísima de la dopamina y serotonina del cuerpo se producen en el intestino. ¿Qué significa esto para mí? Que probablemente haya comidas que de alguna u otra manera tendré prohibidas de por vida. El estrés y la presión mental que la restricción me causan es algo que siempre tengo que trabajar con mi psicóloga. Un problema muy común también es que se comienza a padecer de Síndrome de Intestino Irritable o de SIBO. Es increíble cómo hasta ahora entiendo de qué manera el intestino es el segundo cerebro del cuerpo y que cuando tenemos problemas en él, toda nuestra salud se puede comprometer severamente.

20) Nerviosismo

Desde que vivo con un bypass gástrico, tengo una secuela que me cuesta mucho explicar. Me es muy ajena, ya que siempre he sido una persona bastante arriesgada: me da "nervios" hacer varias cosas que están relacionadas con la coordinación. Por ejemplo, salir a correr a la calle a veces se me complica mucho porque tienes que ir poniendo atención y cuidar tus movimientos en caso de que pase un carro o sencillamente ver por dónde vas para no pisar un charco ni irte por el camino equivocado. Parece una tontería, pero fíjense que a mí eso me estresa y a veces no puedo ir a correr por ello. No solo es el esfuerzo de correr, sino también esa parte mental la que más me frena. Créanme que cuando me iba a correr a las 5 a. m. por las calles de San José, si me hubieran dicho que un día me daría nervios hacerlo porque tengo que pensar muchas cosas, me habría.

Otra cosa es manejar. Yo aprendí a manejar en un camión lleno de pescado en el Long Island Expressway donde vivía, en Long Island, y vendía pescado en mercados de Manhattan. No solo vendía, sino que también era la chofer del camión. Ahí aprendí. Manejar a la frontera con Nicaragua para ir a pasar el fin de semana allí y volver el domingo a manejar cinco horas, nunca fue un problema. O ir en auto a Holanda por el día a ver a mis amigas o familia, menos. Desde que tengo un bypass, manejar me da muchos nervios. No confío en mis sentidos. Es una sensación muy rara de describir. Lo cierto es que en el último año esto ha mejorado un poco y, cuando he tenido días en que manejo como antes del bypass, me doy cuenta de que es una secuela. Igual no logro estar más de media hora en la autopista y a veces cinco minutos en ella, me desata el mismo temor. Es una secuela en mi sistema nervioso y, hasta la fecha, no hemos podido mejorarla significativamente.

21) Conductas de riesgo

A los 8 años de operada ya había escuchado varios comentarios aislados de personas que me querían dejar claro que mi cuerpo no era delgado. Créanme que para mí fue un shock darme cuenta de que existen diferentes niveles de delgadez y que claramente el mío estaba "aceptable", pero no delgado. *¿Cómo?* Por más shock que esto me causó, no movió mucho en mí, pero sí hubo un comentario de una prima que me llevó a desarrollar otra vez una obsesión de imagen y conductas de riesgo nuevas. En una fiesta familiar, ella se me acercó para decirme muy violentamente al oído que estaba demasiado delgada y que estaba enferma. Que ni la gordura de antes era sana y que esto otro tampoco lo era. Le traté de decir que no era así y me afirmó varias veces disgustada que sí estaba enferma.

Al terminar la velada le comenté a Sven sobre esta conversación y le pregunté si él notaba algo por el estilo. Como tuve bulimia a final de mi adolescencia, capaz y estaba otra vez enferma y no me había dado cuenta. Sven me aseguró que estaba bien y me sacó el IMC para comprobar que ella no tenía la razón. (En ese entonces, ambos todavía creíamos que el IMC servía. Ya no). Mi resultado salió en la mitad dentro del rango "normal". Pero ¿de qué manera este episodio me afectó profundamente? Por primera vez desde que me operé, me subí en una báscula y registré mi peso, que en realidad es el peso más bajo que haya grabado en mi mente. Al mes siguiente me volví a pesar esperando tener el mismo número y ahí comencé a pesarme a menudo. Cuando el número subía, me restringía para volverlo a bajar. Comencé a probar distintas formas de restricción, muchas de las dietas y restricciones que la mayoría de la gente hace sean gordas o delgadas y que esta sociedad de cultura de dietas, normaliza.

Para cuando llegué a mi primera consulta de Alimentación Intuitiva, Raquel Lobatón, mi nutricionista, me hizo un cuestionario en el que quedó muy claro que estaba viviendo bajo una cultura de dieta muy fuerte. La verdad es que hoy en día, en el 2023, todavía estoy tratando de sanar esa relación con mi cuerpo que se vio tan afectada en esos años tratando de controlar y medir mi peso. Puedo decir con total seguridad que cuando escribí *El peso que más pesa* en mi cuerpo gordo, tenía una relación mucho más sana, pacífica y neutral con mi cuerpo que ahora.

22) Pérdida de libido

Esta es una realidad que vivo desde mi bypass gástrico. He perdido mi deseo sexual. Esta es una situación muy dolorosa que en mi caso ha requerido que mi pareja y yo conscientemente lo trabajemos, redefinamos lo que para ambos significa la intimidad, el sexo mismo y nuestra relación. He escuchado muchos testimonios en mi cuenta de Instagram @marianadenhollander_libros de que esta posible secuela también les ocurre.

23) Deficiencia de vitamina B12

En mayo del 2023 fui a un instituto de B12 en Ámsterdam donde internistas hematólogos se dedican a tratar pacientes con deficiencias de vitamina B12. En Países Bajos hay tres clínicas con esta modalidad donde exclusivamente se dedican a tratar la deficiencia de B12. Me explicaron que los exámenes de sangre solo demuestran el 20% de esta vitamina en nuestro cuerpo y que, aunque en los resultados de sangre tengamos un índice alto de B12, no significa que estemos bien. Me explicaron que no hay una manera exacta de diagnosticar esta deficiencia que no sea por lista de síntomas y que ellos recomiendan la B12 inyectada para tratar esta deficiencia ya que por la vía oral es prácticamente un desperdicio. Los pacientes bariátricos, y específicamente los de bypass gástrico, no digerimos la B12 porque prácticamente no tenemos estómago y el duodeno está cortado. También me explicaron que las personas que toman omeprazol, lansoprazol y todas estas medicinas para prevenir la acidez y reflujo, pueden desarrollar esta deficiencia. La deficiencia de B12 le puede ocurrir a cualquier adulto o niño que por alguna razón no digiera bien esta vitamina o que tenga problemas estomacales. Me informaron que inyectar B12 aun cuando no se tiene una deficiencia clara no es dañino para la salud ya que nuestro cuerpo la elimina en la orina. También, que la mejor versión de B12 que nos podemos inyectar es la hydrocobamina o la hidroxocobalamina. La que encuentres en tu país, asegúrate de que no tenga el ingrediente de *benzyl alcohol* (alcohol bencílico, en español). Sin embargo, los pacientes bariátricos se deberían inyectar vitamina B12 regularmente para prevenir esta deficiencia que a largo plazo puede causar muchos problemas.

Lo más recomendable es visitar a una hematóloga para que nos mande un tratamiento de inyecciones de B12 y contar estos detalles que aquí comparto. He de decir que ninguno de mis doctores sabe que la B12 de los exámenes de sangre solo es el 20% de la B12 en nuestro cuerpo, y siempre han creído que yo estoy perfecta en esta vitamina solo por mis resultados de sangre. Además, los pacientes bariátricos tomamos B12 en el multivitaminas y eso hace que muchas veces se vea alto o "normal". Si tomas el medicamento anteriormente mencionado y/o tienes un bypass, las inyecciones de B12 podrían prevenir o curar muchos problemas como: depresión, cambio de ánimo, falta de libido, problemas de concentración, dificultad al hablar, sentirse siempre cansado, hormigueo en las manos o pies, dolores en las articulaciones, piernas y brazos, etc.

Si quisieras la lista completa de síntomas de una deficiencia de B12, me puedes escribir al correo: marianadenhollanderbooks@gmail.com.

Otras secuelas

En cuanto comencé a compartir con la comunidad de Instagram estos temas, me llegaron decenas de mensajes con testimonios de personas que se han hecho la cirugía bariátrica. Hay muchos estudios científicos que sí se pueden encontrar si los buscas por secuelas, y en su mayoría hay que buscarlos en inglés. Puedes probar en español, pero la mayoría de la información que vas a encontrar está en inglés.

Por ejemplo, puedes escribir en Google lo siguiente:

"Alcoholism after bariatric surgery", "Diabetes remission after five years", "Malnutrition after bariatric surgery", "Suicide after bariatric surgery", "Cirrhosis after bariatric surgery".

En mi cuenta de Instagram he compartido enlaces y estudios que voy encontrando en esta investigación.

Algunas de las secuelas que más se repiten en esos testimonios (aunque de momento yo no las he sufrido) son:

- Intolerancia al gluten
- Intolerancia a la proteína
- Desbalances en los niveles de glucemia
- Desbalances de tiroides severos (hipotiroidismo, etc.)
- Impedimento para hacer ejercicio por completo
- Hernias estomacales e intestinales
- Pérdida severa de masa muscular
- Depresión
- Alcoholismo: aumento en la incidencia de dependencia o adicción al alcohol
- Dismorfia corporal
- Desarrollo o intensificación de trastornos de la conducta alimentaria (TCA)
- Deficiencias de calcio y mayor riesgo a desarrollar osteopenia u osteoporosis
- Muerte, debido no solo a las complicaciones de la cirugía en

sí y sus secuelas, sino también por la presión de cumplir los estándares de belleza (el índice de mortalidad informado es del 1%)

- Suicidio (los pacientes bariátricos podemos tener hasta cuatro veces más posibilidad de un suicidio que una persona no operada)
- Ataques de epilepsia
- Daño hepático (hígado)
- Fibromialgia
- Cirrosis (sin ser causada por ingesta de alcohol)
- Problemas reumatológicos
- Aparición de la diabetes que estuvo en remisión los primeros cinco años después de la cirugía. Hay varios estudios a largo plazo que dicen que hasta el 56% de los pacientes vuelven a tener diabetes
- Daños severos en la microbiota

Capítulo 6
Los doctores y la falta de información

Quiero dejar en claro que yo amo la profesión médica. Amo los hospitales, amo el trabajo en el campo de la medicina, la tecnología alrededor de la salud, amo a las enfermeras y los enfermeros, siento que la enfermería es una de las profesiones más nobles e importantes de nuestra sociedad; y este capítulo quiere ilustrar e informar sobre un fenómeno que he observado como paciente bariátrica.

Quiero agradecer profundamente a todos los doctores que han estado en mi vida porque sé que absolutamente cada uno de ellos han hecho lo mejor que han podido con las herramientas que tienen en sus manos, y sé que siempre tuvieron mi interés personal como su mayor prioridad, a pesar de sus limitaciones personales. Así como también quiero dejar muy en claro que la amiga que me ofreció la manga gástrica como un regalo es una persona que me ha amado desde muy joven y que sé que cuando me la ofreció estaba convencida, igual que yo, de que la manga gástrica era la forma más amorosa, efectiva y prudente para alcanzar una "mejor salud y una óptima calidad de vida". También necesito que quede claro que ella no es quien me operó. Es muy importante que ustedes sepan que de corazón amo a los doctores y que cuando he sido ingresada en los hospitales y me ha tocado pasar temporadas en un hospital, alucino con la energía de querer curar que hay allí. Yo creo que es el lugar más poderoso energéticamente que existe, donde hay miles de personas enfocadas en mejorar la vida de las personas.

Yo, personalmente, he vivido rodeada de doctores. Mi abuelo materno era gastroenterólogo y siempre hubo a mi alrededor conversaciones acerca de la salud y sobre estudios médicos y, sin embargo, también gracias a ello he aprendido que los doctores son personas igual que nosotros. Personas que aprenden a cuidarnos gracias a sus estudios. Aprenden a tratar nuestros males pero, sobre todo, también son personas con problemas emocionales, con problemas familiares, personas que pueden desarrollar obsesión por la imagen, que pueden tener enfermedades, que pueden tener prejuicios raciales, de clase social, xenofobia, homofobia y corporales, déficits atencionales, personas que pueden ser adictas y tener una salud emocional nula.

Igual que nosotros, los doctores y las doctoras son personas, y también se equivocan.

Lo que sí es cierto es que, en su profesión, la presión y el precio que pueden pagar por un error es mucho más alta de lo que nosotros nos podamos imaginar. Muchas veces están sobrecargados con trabajo y operan a niveles de estrés muy altos. Menciono esto porque es importante encontrar un balance entre respetar y escuchar sus consejos profesionales, pero sin ponerlos en un pedestal o como si tuvieran una varita mágica que lo resuelve todo.

Entonces, viviendo en un mundo donde la gordofobia es enseñada desde que vemos caricaturas de niños, ¿cómo no van a existir doctores y doctoras que también tienen prejuicios sobre la gordura? Que tienen pensamientos negativos sobre las personas gordas. Es lógico que ellos también sufran de gordofobia, y esto es muy importante mencionarlo, porque hay muchos doctores que son altamente gordofóbicos y que cuando uno va a su consulta, ven nuestra pérdida de peso como la única cosa que hay que realizar para poder curarnos.

Por ejemplo, una oftalmóloga se atrevió a decirle a una amiga mía en una consulta a la que iba para renovar sus lentes, que debería bajar de peso. Cuando esta amiga le preguntó cómo su peso afectaba a su vista, la oftalmóloga no tuvo respuesta. ¿Por qué le tiene que sugerir eso a una paciente, si está ahí para hablar de sus ojos? Por gordofobia, y eso es violencia.

La cirugía bariátrica, que es un procedimiento relativamente nuevo, no ha sido lo suficientemente documentada a largo plazo y esta es una realidad no solo en Latinoamérica, sino también en Europa y Estados

Unidos. Eso significa que los doctores –o muchos de ellos– tampoco tienen acceso a una lista completa de todas las secuelas que un paciente pueda desarrollar. Y esto es importante, porque entonces cuando pido ayuda médica por problemas relacionados a la cirugía bariátrica es muy probable que mi doctor no tenga todas las herramientas para saber inmediatamente qué exámenes mandarme o cómo ayudarme. Hablo desde mi propia experiencia porque me ha pasado repetidas veces con todos mis doctores.

En el mes de febrero del 2021, dos doctores en quien confío cuestionaron mi crisis de fatiga crónica preguntándome cómo es posible que estuviera padeciendo de fatiga si yo me alimento muy bien y tomo vitaminas bariátricas. La respuesta es que ellos tampoco saben que uno de los efectos de la cirugía bariátrica a largo plazo es una desnutrición que no tiene necesariamente una explicación directa con lo que el paciente come o los suplementos que toma, sino que hay que ir mucho más profundo para averiguar qué es lo que está pasando. Me tocó a mí informarles a ambos, y no porque yo sea una iluminada, sino porque mis padecimientos y mi falta de respuestas me ha llevado a buscar información muy específica en tres idiomas. Estoy encima del tema. Y, por ejemplo, mi doctor de cabecera me mandó exámenes de sangre, pero resulta que no me mandó los exámenes completos que hay que hacerle a un paciente de cirugía bariátrica, y estamos hablando de que es un doctor de Bélgica con mucha experiencia; sin embargo, no tiene ese conocimiento específico.

No fue hasta marzo del 2021, cuando este libro ya estaba en su primera edición (y agregué este párrafo en uno de los últimos días), que una doctora del Hospital Universitario e Investigativo de la ciudad de Gent me admitió que no existe un protocolo de cuidados de pacientes bariátricos a largo plazo, porque, en efecto, no hay estudios suficientes sobre estos pacientes. No se imaginan el respiro que fue escucharlo por primera vez de un profesional de la salud. Me dio la razón y continuó su examinación.

Por otro lado, desde que soy activista también he tenido mucho contacto con doctoras en su mayoría, que están buscando respuestas y atendiendo a sus pacientes desde una perspectiva no pesocentrista, en que se diagnostica y trata al paciente por su padecimiento específico, tenga un cuerpo gordo o no. Muchas de estas doctoras me cuentan que cuando han estudiado la cirugía bariátrica dentro de su profesión, sí hay mucha información de las secuelas negativas de las cirugías bariátricas, pero que escogen no compartirla. En este mundo lleno de gordofobia médica, se ve la gordura como la peor enfermedad que pueda existir y cuando se cree eso, cualquier mal se justifica con tal de terminar con esa gordura. Y es importante que lo consideremos cada vez que vamos a visitar al doctor o buscamos una opinión profesional de si operarse o no. Cada doctor te dará su opinión basada en su nivel de gordofobia médica. No los culpo, aunque sí desearía que hubiera un cambio.

Basarse en una palabra que patologiza la gordura que proviene del IMC, un invento que no mide salud, es barbárico. Cortar un órgano sano para curar cualquier otro mal, jamás puede ser una opción saludable; y, sin embargo, en esa gordofobia que quiere exterminar la gordura, todo se vale. Sueño con el día en que recordemos las cirugías bariátricas como uno de esos grandes errores de la historia de la medicina: como las lobotomías.

Grupo multidisciplinario

Una de las frases que escucho mucho de profesionales de la salud es que cuando te haces una cirugía bariátrica tienes que tener un equipo multidisciplinario detrás tuyo. Un equipo que te va a cuidar a muchos niveles: una psicóloga, una nutricionista, una doctora, una cirujana. Y me parece muy importante mencionarlo en este libro, porque a mí no me lo explicaron así y, sin embargo, es mentira que teniendo ese grupo detrás de ti vas a poder prevenir secuelas negativas. Es más, doy gracias a que no lo tuve o probablemente me habrían obsesionado con mi pérdida de peso ocasionándome conductas de riesgo a un TCA.

En estos momentos tengo a una nutricionista, a un doctor, a un cirujano y a una psicóloga. ¿Cuánto dinero por año necesito prever para poder cuidarme de por vida? ¿Y cómo puedo garantizar yo que podré pagar esa suma de por vida? No en todos los países del mundo la cirugía bariátrica la paga el estado (o tu cobertura médica), ni ese cuidado viene con todos esos especialistas incluidos. Por otro lado, ¿cómo me aseguro yo de que, si logro tener este equipo de especialistas cuidándome, estos estén alineados entre sí? Este es un problema que estoy viviendo en este momento aquí en Bélgica: no logro encontrar una nutricionista bariátrica que esté alineada con Salud en todas las tallas ni que esté alineada con mi cirujano. Y lo que definitivamente no he podido encontrar es un doctor o una doctora de cabecera general que me pueda ayudar con los cuidados específicos como paciente bariátrica. Ya fui a dos endocrinólogos que no me pudieron dar respuestas, y una de ellas me trató con muchísima condescendencia y prácticamente me echó de su consultorio pidiéndome que no la hiciera perder el tiempo. Voy a comenzar a buscar una doctora internista general, a ver cómo me va. Pero el punto es que es muy fácil recomendar un equipo multidisciplinario de por vida a los pacientes, pero otra cosa es saber si vamos a poder pagarlo, y más importante aún, encontrar esos profesionales que verdaderamente nos puedan ayudar a llevar un nivel de vida óptimo. En los últimos dos años, ha sido una lucha eterna.

Ningún doctor nos puede asegurar antes de hacernos la cirugía qué tipo de secuelas va a desarrollar nuestro cuerpo. Los doctores no pueden prever si se nos va a bajar el colesterol a largo plazo, si vamos a desarrollar algún desbalance con la tiroides o si vamos a desarrollar algún tipo de deficiencia vitamínica, y esto es muy importante mencionarlo cuando te dicen que la "desnutrición controlada" es una de las secuelas.

Mis cirujanos

Tanto en mi cirugía de manga gástrica en el 2009 como mi cirugía en el 2019 fueron un éxito. Ambos procedimientos quirúrgicos se hicieron con total éxito, y es importante decirlo, porque mi activismo de concientización bariátrica es en un 90% sobre las secuelas a largo plazo que ocurren como consecuencia de haber cortado un órgano sano. Cuando en redes critican a mis doctores, la tecnología que usaron en mis cirugías y su técnica, me toca defenderlos, porque su trabajo como cirujanos se hizo perfectamente.

En Bélgica y en muchos países, el cuidado de los pacientes a largo plazo se le asigna al cirujano bariátrico y su grupo multidisciplinario. Mis citas con él son geniales. Este es el doctor que me hizo el bypass gástrico y la reconstrucción de mi sistema digestivo en el 2019, y quien arregló el desastre que se me hizo en el estómago. Es un excelente doctor. Le confío muchísimo mi salud quirúrgica; es cuidadoso, es eficiente, pero no es un cuidador a largo plazo. Él es un cirujano. Y aquí es donde esta conversación se puede hacer un poco controversial, porque yo creo fielmente que los cirujanos son especialistas en hacer cirugías, son especialistas en diagnosticar una cirugía, en crear el equipo, en definir cómo proceder, pero su especialidad no es el cuidado de un paciente a largo plazo. Su corazón no está ahí, sus herramientas no están ahí y lo entiendo por completo: no es que tenga falta de humanidad o falta de empatía, sencillamente ese no es su trabajo, y no debería hacerlo.

Solía juzgar a mi cirujano como desalmado o con falta de humanidad, y realmente lo que he aprendido es a verlo como el especialista que es en lo que él es especialista. Creo que el sistema lo tiene super saturado de trabajo y tiene diferentes responsabilidades, cuando idealmente un cirujano solo debería operar y planear cirugías.

Cuando conversábamos sobre mis síntomas, en una de mis citas, noté cómo él se tomaba a la ligera todo esto, porque en un momento me estaba hablando de si tenía o no que volver a operar, ¡y en ningún momento consideraba yo esa opción! Ahí entendí que para él toda la conversación gira alrededor de si se hace una cirugía más o no, y los síntomas que no indiquen que hace falta otra operación son de menor importancia y hasta pasan desapercibidos.

Cuando te vas a operar de cirugía bariátrica, tienes que tener de antemano un doctor que sepa cómo cuidar y prever las posibles secuelas. Un doctor que no gane una comisión económica por referirte a un cirujano. Necesitas, ojalá, a un o una internista especializado en nutrición y hormonas. Alguien que te pueda ayudar a tomar una decisión completamente informada. En mi cuenta de Instagram, en historias destacadas, hay más de 30 estudios médicos que puedes consultar sobre las posibles secuelas de las cirugías bariátricas para que se las lleves a ese doctor. No al cirujano.

La falta de investigación bariátrica

¿Sabías que en Estados Unidos el 80% de las personas que se hacen cirugía bariátrica son mujeres? En México, el 85%.

Esta cifra realmente me impactó y me hizo pensar: ¿será posible que por eso no es una prioridad de estudio a largo plazo? ¿Qué pasaría si más hombres se hubieran operado en el pasado y hoy hubiera más hombres viviendo con estas secuelas? ¿Habría el mismo déficit de investigación? Sería irresponsable de mi parte saber este dato y no compartirlo en este libro.

No creo que sea una coincidencia, ya que sabemos que uno de los estigmas médicos más prevalecientes en la medicina es el machismo. Tomemos como ejemplo los anticonceptivos, aprobados para su uso en personas con útero pese a la larga lista de contraindicaciones y posibles secuelas (siendo que quienes tienen útero solo pueden embarazarse una vez al año), mientras que los anticonceptivos para hombres no se aprueban teniendo muchos menos efectos adversos, aunque ellos técnicamente puedan embarazar a más de una persona por día. Y en general, en la medicina, se suele tratar a las mujeres de "histéricas" o exageradas. Es más probable que escuchen o realicen más estudios a un hombre con los mismos síntomas (o a veces menos) que a una mujer. Se suele minimizar nuestro dolor, nuestros padecimientos, porque seguro estamos exagerando.

Es importante también compartirles que, desde que comencé a hacer pública mi experiencia bariátrica, me han escrito tres nutricionistas de diferentes países de Latinoamérica que trabajan o trabajaron en grupos multidisciplinarios de cirugía bariátrica, para reafirmar que mis testimonios son verdad. Que a los pacientes no se les informa lo suficiente y que muchas veces ese seguimiento que se promete no se cumple a largo plazo, además de que suele no ser suficiente para prevenir problemas de salud.

Por otro lado, todas las pacientes que nos hemos hecho la cirugía tuvimos que firmar un consentimiento antes del procedimiento, y no puedo dejar de pensar en esa responsabilidad médica de la que creo que la medicina bariátrica carece. ¿Un consentimiento realmente te explica la desnutrición a nivel macro y micro? ¿Nos educan lo suficiente antes de firmar ese documento? Cuando firmamos ese consentimiento informado, ¿estamos realmente informadas? Yo no lo estaba, y es importante informarnos y considerar estas preguntas.

Capítulo 7
Mi propuesta

Salud en todas las tallas

Si pudiera volver el tiempo atrás, no me haría la cirugía bariátrica y lo que haría es lo que te voy a compartir como mi sugerencia. Es lo que estoy trabajando en este momento para mí misma. Muchas veces me preguntan si recomiendo la cirugía en personas muy gordas que no se pueden mover y mi respuesta después de ser paciente bariátrica por catorce años y ser activista bariátrica por más de dos años, siempre es: no. Si fueras mi mejor amiga, te rogaría de rodillas que no juegues a la ruleta rusa con tu vida. Esa es mi opinión, pero yo sé que muchas personas que están leyendo decidieron hacerse la cirugía y eso lo respeto y entiendo muy bien. Entonces, ¿qué sugiero antes de hacerse una cirugía o qué hacer si se decide no hacerla? En ambos casos mi sugerencia es la misma.

Antes de desarrollar mi propuesta, necesito explicar lo que significa el movimiento Salud en todas las tallas.

Salud en todas las tallas (HAES, en inglés) es un movimiento o una filosofía de la ASDAH, y no puedo dejar de mencionarlo por cómo me ha cambiado la vida. Por cómo me ha educado. Es gracias a Salud en todas las tallas que hay tantas personas alrededor del mundo que hoy están adquiriendo una nueva manera de tratar sus cuerpos y la salud de las personas.

En octubre del 2020, publiqué *El peso que más pesa* por tercera vez y abrí una cuenta de Instagram del libro en español y una en inglés. Jamás me imaginé que abrir esta cuenta me iba a regalar una comunidad que crearía una revolución dentro de mí misma y para el mundo. Parte de esta revolución fue el aprender lo que significa la alimentación intuitiva y Salud en todas las tallas.

Comencé un proceso de trabajo con la nutricionista Raquel Lobatón de México, y bajo su *expertice* me tocó ver la película *Fattitude*. La primera vez que escuché el término "salud en todas las tallas" me pareció una frase preciosa, un concepto autocompasivo y amoroso que ni siquiera entendí en su totalidad. Fue después de ver esta película que comprendí lo que significa Salud en todas las tallas a un nivel personal, y entendí que cuando tenía un cuerpo gordo ya gozaba de muy buena salud. Entendí que mi cuerpo no estaba enfermo solo por ser gordo. Y también entendí que mi delgadez nunca, en todos estos años, ha significado más salud. Tal vez sí he estado más *fit* que nunca, pero estar *fit* no es necesariamente estar más saludable. Eso voló mi cerebro en mil pedazos. Es como si de repente te quitaran el suelo y cayeras en un profundo precipicio. Verás, yo todos los años que llevaba de operada, aunque comencé a enfermarme más que nunca, igual siempre me vi más saludable que Mariana gorda, solo por ser delgada.

Entendí por primera vez en mi vida que mi gordura nunca fue una enfermedad, que yo podría haber continuado siendo una mujer muy sana en su cuerpo gordo, y esto fue el principio de un trabajo muy profundo conmigo misma. Fue aquí donde asumí que la cirugía me la hice bajo un estándar de educación o de conocimiento sobre la salud completamente falso. Información sobre la salud llena de patologización hacia la gordura y gordofobia.

El ejercicio y el movimiento placentero

El movimiento está comprobado que es una fuente de salud para todos los cuerpos. Hablo del movimiento placentero. Desde hacer jardinería, caminar al supermercado, correr o bailar. Cuando nos movemos a menudo, nuestra salud y nuestro sentir, mejora. Esa es mi primera recomendación: movernos.

Cuando decidí hacerme la cirugía bariátrica, me juré a mí misma que me comprometía a hacer ejercicio de por vida. Es decir, que si me estaba exponiendo a la muerte en una cirugía, como mínimo me debía a mí misma hacer ejercicio. Y hoy me pregunto: ¿por qué tenía que arriesgar mi vida con una cirugía para comenzar a hacer ejercicio de por vida? ¿Por qué veía el ejercicio como algo que se hace cuando estás delgada?

Uno de los resultados de conocer Salud en todas las tallas es entender que todos los cuerpos podemos movernos y que todos los cuerpos podemos ser atletas. Sí, atletas, si eso quisiéramos ser. Al seguir muchas cuentas diversas en Instagram de atletas que hacen diferentes deportes en diferentes cuerpos, entendí que yo podría haber hecho las medias maratones y correr la maratón que corrí en mi cuerpo gordo. Sí, tal vez el comienzo hubiera sido más paulatino, pero ¿con la fuerza que yo tenía? ¡Ja, por supuesto que lo habría logrado! Entendí que el *fitness* puede ser para los cuerpos gordos (si eso queremos, porque no le debemos *fitness* ni salud a nadie), y esto es algo que desearía con todas mis fuerzas haber sabido antes de hacerme la cirugía bariátrica. Cuando yo estaba gorda, veía el ejercicio como una actividad reservada para la gente delgada, sobre todo cuando hablamos del ejercicio permanente, como correr, hacer medias maratones, hacer alpinismo, senderismo, ciclismo. Cuando estaba gorda, pensaba que el ejercicio "difícil" era para los flacos, y para mí el ejercicio adecuado era aquel que solo estaba destinado para perder peso junto con mis dietas.

Si en ese entonces hubiera visto atletas, yoguis, bailarinas de ballet en cuerpos gordos, como las vemos hoy, como mínimo habría entendido que yo podía hacer ese ejercicio en aquel entonces, aunque a mí nunca me ha gustado ejercitarme. Antes de los diez años amaba moverme y era una muy buena atleta en la escuela, pero ya de adolescente estuve en el equipo de vóleibol y, al no ser muy buena ni ágil, tampoco me motivaba a hacerlo más y mejor. Toda mi vida adulta he sido muy sedentaria, al menos que fuera en una pista de baile, pero mi naturaleza en la adultez era estar adentro de la casa.

Entonces, ¿por qué voy a pensar que el ejercicio es solo para la gente delgada? Muy fácil, vivimos en una sociedad gordofóbica que nos dice que los atletas solo existen en un tamaño; que nos dice que la salud solo existe en un tamaño. Y hoy pienso en lo diferente que habría sido mi vida si yo en mi cuerpo gordo hubiera escuchado sobre Salud en todas las tallas y sobre la posibilidad que yo ya tenía de ser deportista, de correr maratones o de montarme en un par de patines y disfrutar del hecho de moverme.

Existe una jerarquía de cuerpos, y los que están en el espectro delgado gozan de muchos más privilegios que las personas que tienen cuerpos gordos. Entre más gordo el cuerpo, más imposible resulta pertenecer a ese privilegio. O sea, entre más gordo un cuerpo, más estigma y discriminación recibe, y esto es una realidad absoluta e indiscutible. El *fitness*, el yoga y muchas otras prácticas físicas son vistas como si pertenecieran a los cuerpos delgados, y eso es algo que ha cambiado en la última década. Al entenderlo hoy en mi cuerpo delgado, desde el privilegio delgado en el que vivo desde el 2009, comprendo cómo esta fue una de las mentiras sobre la salud y el ejercicio que yo vivía antes de hacerme la cirugía.

Cuando escribí la primera edición de este libro en el 2021, tuve dos años sin hacer ejercicio. Por etapas podía caminar, patinar durante una semana y hacer sesiones cortas de yoga, pero no volví a correr. No podía. En el momento en que aumentaba un poco mi actividad física, tenía episodios donde mi cuerpo sencillamente caía cansado en el sofá por varios días. A veces, semanas o meses. Quiero dejar claro que no abusé, que nunca me excedí más de una hora de patinar, y sin embargo caí. Es irónico pensar que cuando me hice la cirugía pensaba que se me abría el mundo del ejercicio y el movimiento porque iba a ser delgada e iba a tener más y mejor salud, y sin embargo heme aquí con muchos años sin que mi cuerpo me permita hacer ejercicio, porque sencillamente no pude.

Yo entiendo que no todas las personas tenemos la misma facultad de movimiento, pero si estás pensando en invertir en una cirugía bariátrica y sus gastos a largo plazo, te sugiero contratar a un terapeuta físico para que te cree un tratamiento de movimiento de acuerdo a tus facultades. Todos los cuerpos necesitamos fortalecernos, estirarnos y hacernos más flexibles para movernos mejor. Así que buscar a un profesional que no se centre en tu peso ni en la pérdida de peso es vital para comenzar a fortalecer tu cuerpo y así poder moverlo más. Si hay que comenzar a movernos sentadas en una silla, pues por ahí se comienza. Al fin y al cabo, el placer es importante y se trata de crear una nueva relación amorosa y pacífica con el movimiento.

Terapia alineada con Salud en todas las tallas

Recuerdo que en la sesión que tuve con Raquel después de haber visto la película, le comenté que me di cuenta de que me hice la cirugía bariátrica por falta de información y le pregunté: "Pero Raquel, entonces ¿qué habría pasado con mi salud si yo me hubiera quedado gorda y hubiera comenzado a tener problemas de rodillas, problemas para dormir, problemas de colesterol o de esas cosas que nos han enseñado a ver como una directa consecuencia del peso?". Ella, muy tranquilamente, me dijo: "Marianita, buscarías un tratamiento tal y como lo hace cualquier persona en cualquier tamaño de cuerpo".

Su respuesta realmente me sorprendió muchísimo: ¿por qué es lo más obvio y lo más lógico del mundo, y sin embargo me sonó revolucionario? Como si Raquel estuviera sacando confites de la luna. El problema es que la gordofobia y la cultura de las dietas nos han enfermado la cabeza y nos han hecho creer que nuestra gordura (o la gordura en general) es como tener cáncer. Tanto, que las soluciones más lógicas, más humanas para tratar nuestros problemas de salud, se borran completamente de nuestras posibilidades; y la respuesta de Raquel, por más lógica y obvia que fuera, en ese momento me tumbó como si fuera física cuántica. Después de esa oración, me dijo: "Y por supuesto que, tarde o temprano, en tu cuerpo gordo sería una buena idea comenzar a hacer las paces con la comida, aprender sobre la alimentación intuitiva y sanar tu salud con todo el tema, tal y como lo estás haciendo ahora".

Aquí es donde comencé realmente a entender cómo todo el tema del cuerpo, la salud física, la mente, las emociones y la comida misma, están completamente relacionados entre sí. Pero también aquí fue donde decidí buscar una terapeuta alineada con Salud en todas las tallas y especialista en trastornos de la conducta alimentaria, para profundizar con una profesional en mi historia con el cuerpo, problemas con la comida y los conceptos de alimentación. Porque el hecho de que Raquel me tuviera que explicar qué tendría que haber hecho si siendo gorda me hubiera enfermado, y que su respuesta fuera algo tan obvio, fue para mí un llamado de atención. Me di cuenta de que mi mente estaba tan ensuciada con la cultura de las dietas y la gordofobia en nombre de la salud, que necesitaría ayuda para poder entender todo esto desde su raíz.

Cuando escribí mi historia en *El peso que más pesa*, hice una terapia muy orgánica, muy intuitiva por decirlo así, pero nunca fue bajo la tutela de una experta o una profesional de la salud mental que fuera experta en trastornos alimenticios, y francamente hoy agradezco que haya sido así. Si en cualquier etapa de mi vida hubiera tenido una terapeuta que no estuviera alineada con Salud en todas las tallas, de seguro me habría tocado una persona pesocentrista, que probablemente me habría inculcado más pensamientos gordofóbicos. Hoy, en mis cuarenta, tengo en claro que solo voy a trabajar bajo la tutela de una experta que esté alineada a esta filosofía y sea respetuosa con los cuerpos diversos. Una experta que, tanto si recibe a Mariana delgada en consulta como a Mariana gorda, la trate exactamente igual. Y no va a ser nunca el peso de mi cuerpo el problema a trabajar en terapia. Necesito una profesional que me ayude a sanar estos temas con entendimiento y autocompasión, y no que me cargue de más estrés con el tema de mi cuerpo, la gordura o mis kilos. Ya la sociedad se encarga de eso. Y hablo por experiencia, ya que como cuento en *El peso que más pesa*, cuando admití que había sido bulímica por siete años fui a una institución de trastornos de la conducta alimentaria, y rápidamente me di cuenta de que con el enfoque de esas terapeutas, solo me iba a enfermar más. Apuntar en libretas cuánto comía por día solo envenenaba y empeoraba mi obsesión. Cuando voy a un psicólogo o experto de la salud mental, busco eso: ayuda mental y no gordofobia u obsesión normalizada por la sociedad.

Entonces, aquí es donde desearía agarrar de la mano a la Mariana de enero del 2009 cuando le ofrecieron una manga gástrica, la sentaría en una silla y le diría lo siguiente:

"Amor, hay un camino mucho más amoroso, pacífico y de verdadera sanidad que puedes tomar y es el siguiente: uno, sanar tu relación con la comida. Dos, aprender sobre la alimentación intuitiva y Salud en todas las tallas. Y tres, sanar y fomentar tu relación con el movimiento o ejercicio en tu vida".

Y, mis queridas amigas, amigues y amigos, este es mi deseo para ustedes también. No me interesa su peso, solo les deseo paz y verdadera salud que proviene desde adentro suyo, bajo sus reglas y respetando a su cuerpo.

Qué haría yo

Si alguien me dice que está pensando en hacerse la cirugía bariátrica, yo sugiero que como mínimo se dé un año antes de comenzar un proceso bariátrico, para hacer las siguientes tres cosas:

Alimentación intuitiva

La alimentación intuitiva vino a mi vida en octubre del 2020. Debo decir que lo que más tiempo me ha ocupado de ese proceso es el desaprender todo lo que yo creía sobre mi nutrición y sobre lo que significa la comida y el acto de comer. La alimentación intuitiva es todo un proceso para volver a conectar con nuestro cuerpo y sus necesidades. No es una dieta, no es un estilo de vida, como muchos llaman ahora a las dietas; es todo un proceso de reconexión con nuestros sentidos. Se trata de entender y confiar en que nuestros cuerpos saben lo que necesitan.

Yo recomiendo trabajar con una nutricionista de la alimentación intuitiva específicamente, porque –sobre todo cuando sufrimos mucho estrés por lo que comemos o por el tamaño de nuestros cuerpos y rechazamos nuestra gordura– tener este apoyo constante de una experta y dentro de este proceso es muy importante. Y a las personas que les genera mucho estrés su cuerpo, personalmente les sugiero que se vean con su nutricionista de la alimentación intuitiva semanalmente durante el primer mes. ¿Por qué? Porque a mí me dio muchísimo estrés y hasta vértigo cuando mi nutricionista me dijo que iba a aprender a escuchar a mi cuerpo. Hicimos la siguiente cita dos semanas después, y en esos catorce días hubiera deseado poder hablar con ella. Tenía un sentimiento de que iba a perder todo el control de mi cuerpo y me daba pánico. No exagero. Ya después de un mes, pudimos pasar las sesiones cada dos semanas y a los seis meses me dio el alta de este proceso.

Las sesiones con la nutricionista de la alimentación intuitiva son casi como clases. No se habla sobre el peso, no se habla sobre calorías, ni sobre números. Se habla sobre nuestra hambre, nuestros signos de saciedad, la satisfacción y la amabilidad con nuestros cuerpos. El camino dentro de la alimentación intuitiva nos lleva a reconectar con la comida y las necesidades de nuestro cuerpo desde una nueva perspectiva de bienestar. Díganme si la mayoría de las personas que ustedes conocen comen así. Con paz, escuchándose a sí mismas y libres. Sin juzgar la comida, sin prohibirse ni restringirse. Yo casi no conozco personas que coman así. De hecho, por eso también comencé la terapia: me di cuenta de que el 99% de mi red de apoyo vive en restricción con la comida, justificándose en que es lo mejor para su salud. Si yo quería un cambio real, me tocaba hacer un trabajo más profundo, y por eso busqué a Haica Rosenfeld.

Terapia especializada en trastornos de la conducta alimentaria

Si hoy vivo en un cuerpo gordo y odio ser gorda, rechazo mi cuerpo, tengo una relación con la comida llena de estrés, si la única manera en que lidio con mis sentimientos es comiendo, si creo que no merezco la felicidad por ser gorda, que me veo asquerosa desnuda, que nadie me va a querer acariciar; si creo todas estas cosas hoy en mi cuerpo gordo, mañana cuando adelgace llevaré esas creencias a mi nueva realidad física.

Tal vez no en el primer año, cuando todo es novedad y la báscula cambia mes a mes, pero cuando ya me acostumbre a vivir en una nueva delgadez y empiece a crear nuevos parámetros de lo que creo que es un "peso normal" para mí, la obsesión para mantener mi nuevo peso y todos esos pensamientos que tenía siendo gorda, los voy a tener también en mi nuevo cuerpo delgado, y el infierno mental será el mismo. Por eso, si no hago terapia, si no hago las paces con la comida, si no entiendo que el estrés nació en mi relación con mi cuerpo, no voy a poder adelgazar y ser feliz. No voy a poder seguir en un cuerpo gordo y aceptarme. No voy a poder estar en paz con mi cuerpo en ninguna talla. La salud mental no tiene talla. Lo he dicho antes, y lo seguiré repitiendo y sabiendo toda mi vida: si yo no hubiera hecho un trabajo emocional y psicológico, que fue todo ese trabajo que hice cuando escribí *El peso que más pesa*, habría puesto todas mis esperanzas de felicidad en ese adelgazamiento físico, y eso habría sido catastrófico para mi salud mental y física. Gracias a que ya todo ese trabajo lo tenía hecho más de dos años antes de la cirugía, pude adelgazar y evitar muchísimos traumas que vienen con ese cambio de cuerpo. Cuando te das cuenta de que tu familia, tus amigos y el mundo en general te respetan o te quieren más en un cuerpo delgado, hay un choque emocional. Es doloroso comprobar la gordofobia en la gente que quieres, es doloroso escuchar los chistes de gordos que tus amigos ahora sí hacen cuando estás presente y pensar que probablemente ya los hacían a tus espaldas.

Con el adelgazamiento por medio de la cirugía bariátrica, también hay una gran presión por mantener ese peso bajo, como ya mencioné en el capítulo de las secuelas. También hay mucha vergüenza porque creemos que, de alguna u otra manera, la cirugía fue el camino rápido, el atajo a una pérdida de peso, entonces nos presionamos muchísimo más para mantener esa pérdida de peso.

Es muy importante trabajar nuestra relación con nuestro cuerpo, con la comida, con la gordura y todo lo relacionado a estos temas. Si padecemos de atracones, también trabajarlos y entenderlos, por ejemplo. Creo de corazón que la prioridad, antes de una talla, es nuestra salud mental y psicológica. Nada es más importante que mi relación personal conmigo misma: es sagrada.

El movimiento

Uno de los principios de la alimentación intuitiva es el movimiento placentero. En este libro, cuando hablo del ejercicio usaré la palabra movimiento. Para mí, es más amorosa y la he adoptado como un sinónimo de alegría y bienestar.

Entre más leo y más me educo sobre la salud en general, más entiendo que el factor que realmente nos puede asegurar un mejoramiento en nuestra salud a todos los niveles, es el movimiento. Y siendo una persona que vivió la mayor parte de su vida en un cuerpo gordo y odió el ejercicio durante la mayoría de sus años, sé que este es un factor importantísimo que a mí me habría cambiado la vida si lo hubiera entendido antes. Entenderlo desde un lugar de amabilidad.

Aprender a movernos por amor al cuerpo, por el gozo, el gusto de movernos, tiene totalmente otro significado que hacer ejercicio para perder peso. Cuando el ejercicio está ligado a la pérdida de peso, a su control y al estrés que la gordura o la pérdida de peso tiene en nuestras vidas, es casi imposible poder relacionarnos con el ejercicio desde un lugar de amor o de celebración. Comenzar a movernos un poquito más cada día, puede ser la costumbre que más salud nos vaya a dar en la vida, y cuando yo estaba gorda creía que el ejercicio era para otra jerarquía de seres humanos a los que definitivamente yo no pertenecía. Pero ahora ya lo entiendo diferente, y comprendo que cuando hablamos de movimiento, se trata de bailar en mi cuarto, caminar por la casa más activa y conscientemente, ir a dar unas vueltas a la cuadra varias veces al día (o solo una), meterme a clases de baile, hacer estiramientos en la cama o comenzar a patinar.

El movimiento no lo definen los *coaches* necesariamente. Que cada quien mueva lo que pueda y cuando pueda, pero que ojalá sea todos los días, e ir incrementando según lo podamos hacer. Créeme que estoy en una fase donde se me hace muy difícil moverme regularmente. Sé que no es fácil para muchas personas desde sus realidades físicas, pero de verdad que a veces con solo dedicar unos diez minutos en la cama todos los días a estirarnos, ya cuenta como una sesión de amorosos cuidados.

Yo he necesitado sanar de por vida esta relación que tengo con el movimiento y es ahora que lo estoy haciendo. No más movimiento relacionado al control o pérdida de peso. Ese es mi pasado. Pero sí estoy convencida de que moverme más y regularmente es uno de los hábitos que más feliz y sana me van a mantener de por vida.

Capítulo 8
Mi proceso emocional

Instagram revolucionario

Como les he contado, desde que abrí mi nueva cuenta en Instagram, he comenzado a trabajar y estudiar todo el peso con la comida, como el acto mismo de comer. También comencé a trabajar con una psicóloga especializada en trastornos de la conducta alimentaria y alineada con HAES (Salud en todas las tallas), así como también comencé mi proceso en la alimentación intuitiva con una nutricionista. A medida que iba aprendiendo nuevas cosas, que iba descubriendo nuevos aspectos de mi relación con estos temas en mi vida, los he ido compartiendo públicamente en mis redes. ¿Por qué? ¿Por qué comparto todo constantemente?

Hace muchos años entendí que mi historia tiene un formato diferente que el de la mayoría de las personas, pero que lo que vivimos y los sentimientos que experimentamos todas las personas son los mismos. "El dolor, es dolor", como dice Byron Katie, y el proceso para liberarnos de nuestro dolor es muy similar para todos. Es decir que cuando escribí *El peso que más pesa*, ya entendía que de lo que yo estaba hablando, aunque aplicaba a mi historia específica y a mis procesos emocionales, mis cargas, mis luchas, terminan siendo las mismas luchas de muchísimas personas. Y, cada vez que un ser humano abre la mente y el corazón públicamente, puede acompañar a otras personas en sus procesos, no solo dolorosos, sino de amor, de lucha, de esperanza, de motivación. Desde entonces vivo teniendo en claro que mi dolor tiene un propósito más grande que solo ayudarme a mí misma a sentirme mejor, sino que, al compartirlo, se convierte en una herramienta para los demás. Creo fielmente que todos tenemos ese poder de ayudarnos mutuamente si compartimos nuestros sentimientos y experiencias desde lo más profundo de nuestro ser.

Desde que abrí mi cuenta de Instagram, no he parado de hacer terapia, prácticamente. Y no hablo de la terapia específica con mi actual psicóloga. Sino que el seguir a todas estas especialistas, leer sus comentarios, recibir reseñas íntimas de personas que leen el libro, que me pidan recomendaciones, y muchas más de este tipo de interacciones, me ha llevado a expandir mi conocimiento. Por eso digo muy a menudo que mi comunidad en Instagram me está educando. Porque todas estas interacciones también me han ayudado a cuestionarme a mí misma en áreas donde no me había cuestionado antes, y que con mi nueva educación hoy veo mi vida completamente diferente. Así que cuando voy entendiendo nuevos conceptos, de inmediato los comparto, y ahí es donde nació la conversación sobre la cirugía bariátrica. Jamás me imaginé que abrirme a hablar sobre este tema iba a darme toda una nueva etapa de trabajo de investigación, de apoyar a otras personas en sus procesos, acompañarlas y decidir escribir un libro al respecto. Entendiendo hoy que hay una urgencia por publicar información para personas que piensan hacerse esta cirugía o que ya se la hicieron.

En más de dos años de hacer este activismo bariátrico que informa sobre el lado B de las cirugías bariátricas, no paro de aprender. Cada uno de los testimonios que comparto me ayudan a sanar, a investigar más y a tratar de prevenir situaciones de salud que empeoren la mía. Cada voz que comparto, también hace que me cuestione mi propio crecimiento y mi deconstrucción de la cultura de dietas.

¡Es increíble! Mi terapia es interactiva. Y es así cómo estas entrevistas y estas preguntas me están ayudando en mi proceso. En una de estas entrevistas, una persona preguntó quién sería Mariana hoy si no se hubiera hecho la cirugía bariátrica para perder peso en el 2009. Esta pregunta caló muy profundo, porque me reconectó con algo que mi pareja, Sven, un día me preguntó: "Si yo te diera ahora muchos kilos más, pero te devuelvo la energía y la salud que tenías antes de la cirugía, tomando en cuenta que ahora eres doce años mayor, ¿volverías a aceptar esos kilos?". Y le tuve que responder que sí.

Y mientras escribo, trago profundo y siento dolor, miedo y hasta un poco de dolor de cabeza que me produce el solo pensar lo que estoy diciendo. Porque yo sí escogería volver a tener un cuerpo gordo si pudiera recuperar esa salud. Me expondría otra vez a la gordofobia, otra vez a no caber cómodamente en una silla de avión, otra vez a los insultos en la calle, probablemente las miradas de mi nueva familia, exponerme a tal vez perder a mi pareja... no sé si esto es así, creo que es un hombre que me amaría incondicionalmente en cualquier talla y realmente estoy convencida de ello, pero la realidad es que nunca lo sabremos... y, sin embargo, yo hoy preferiría mi gordura a no gozar de una salud plena.

Realmente estoy tratando de recordar todo lo que dije en la entrevista a esta persona que preguntó quién sería hoy, pero fue algo similar a esto:

"Mariana probablemente sería la misma persona que soy hoy. Sí, disfruto muchísimo el privilegio de ser delgada, disfruté muchísimo ligar más, disfruto mucho que me vean con admiración, disfruto mucho todas esas cosas que se viven cuando hay privilegio delgado, pero Mariana sería exactamente la misma persona de antes de la cirugía bariátrica. Yo ya había escrito *El peso que más pesa* dos años antes, tenía alrededor de cuatro años de vivir plena, consciente y presente en mi cuerpo gordo. No me identificaba con cómo la sociedad me veía, y sabía que al adelgazar no iba a ganar valor para mí misma".

Entonces, ¿dónde estaría Mariana si no se hubiera hecho la cirugía?

Hubiera continuado siendo esa Mariana que sabía cuál era su valor. Hubiera continuado buscando mis propias respuestas, mi propia sanidad, mi salud: ese ya era el camino que yo decidí tener a raíz del proceso que viví y que cuento en *El peso que más pesa*. Entonces, estoy totalmente segura de que tarde o temprano habría dado con la alimentación intuitiva, tarde o temprano habría escuchado sobre Salud en todas las tallas y estaría donde estoy hoy. Una mujer exitosa, una mujer plena, una mujer que disfruta la vida, y francamente no puedo decir que haya sido mi delgadez lo que me ha cambiado mucho en esencia o que haya cambiado mucho las expectativas de mi vida. Realmente, no lo puedo decir.

Repito, no sé si hubiera conocido a Sven, no sé si tendría pareja, pero a mí me interesa estar con una persona que me ame sin importar mi talla, porque así es como me amo. Y desde mis 35 años, que hice un gran trabajo en terapia sobre la manera en que me relacionaba con las parejas, con los hombres en general, entendí que soy una mujer plena y exitosa con o sin pareja. Cuando Sven llegó a mi vida, no había ninguna coincidencia del destino de por qué nos conocimos, ni por qué todo funcionó tan maravillosamente: la relación sana y de mucho amor que tengo hoy es el resultado de un trabajo muy profundo que ya había hecho antes de conocerlo. Y así funciona todo en la vida: tenemos que serlo para poder tenerlo o darlo. Y por eso, tengo claro que Mariana sería exactamente la misma que existía antes de la cirugía bariátrica, más plena, más sana emocional e intelectualmente que en el 2009. Pero sería la misma que habla hoy.

Perdonar mi cirugía

Gracias a Aleja, una querida seguidora de Instagram cuyo testimonio también es parte de este libro, me di cuenta de que no estaba hablando de una parte muy importante de mi proceso con esta cirugía: perdonarme por haber accedido a hacerla.

Aleja me escribió diciéndome que me escuchó en un vivo de Instagram y que quedó muy triste al escuchar todas las secuelas que Yesi y yo hemos vivido. (Yesi también es parte de este libro, y juntas compartimos en ese vivo nuestras experiencias con la cirugía). Aleja me comentó que ella quería aprender a perdonarse, que se daba cuenta de que tenía que comenzar a alimentarse mejor y que se quería cuidar más. Su mensaje privado me hizo pensar que todavía no había escrito sobre esa gran parte de mi trabajo emocional que estaba haciendo con la psicóloga.

En el momento en que vi *Fattitude* por primera vez, comprendí que me había hecho la cirugía bariátrica por falta de información sobre la salud. Y aquí comenzó a formarse dentro de mí un gran conflicto: ¿era posible que yo, Mariana, me hubiera hecho la cirugía bariátrica por ignorancia? ¿Era posible que hubiera caído en la cultura de las dietas y la gordofobia a tal nivel que expuse mi cuerpo a la muerte y a una salud comprometida de por vida, en nombre de la gordofobia disfrazada de salud?

Sí, así fue. Incluso yo, que había escrito un libro compartiendo mi proceso emocional y mi proceso psicológico de aceptar mi cuerpo, de aprender a amarlo, de aprender a vivir mi vida llena de gozo sin importar mi talla. Yo, Mariana den Hollander, tuve que admitir que fui víctima de la cultura de las dietas y la gordofobia internalizada y médica. No hay otra manera de decirlo. No me gusta decirlo. Se me hace sumamente vergonzoso, me siento culpable, tonta, inculta y, sobre todo, decepcionada de mí misma.

Así que, en definitiva, estoy en un proceso de aprender a perdonarme por esa decisión. Estoy en un proceso de aprender a aceptar que esto es lo que fue y que ya no puedo cambiarlo. Tengo muy en claro que fue por la falta de información a largo plazo –que ni siquiera hoy existe– que yo caí en hacerme esta cirugía. Porque créanme, hice mucha investigación en tres idiomas y no encontré datos o justificaciones para no hacérmela, porque al principio no quería hacérmela, pero quería responder al regalo con un "no" que se basara en pruebas médicas. Como les he contado, las complicaciones que encontré fueron el volver a ganar el peso y tener que tomar vitaminas de por vida. Me considero víctima de una negligencia médica internacional que no está estudiando y publicando información sobre los efectos de la cirugía bariátrica a largo plazo. Pero más allá de quién es el culpable o no, soy yo quien tengo que trabajar ahora la culpa que siento, la vergüenza y, sobre todo, aprender a perdonarme y soltar el enfoque en esa decisión. Lo hecho, hecho está.

Mi psicóloga Haica Rosenfeld me ha sugerido escribirle cartas a mi cuerpo, como si fuera una persona. En ellas me comunico con él y le digo todas las cosas que le quiero decir. Yo amo mi cuerpo, lo amo mucho, y quiero lo mejor para él, así que cualquier persona que se haya hecho la cirugía sin importar qué resultados de peso haya tenido y no se esté sintiendo bien, le sugiero trabajar con una psicóloga. Tenemos que buscar ese perdón.

Creo que una de mis maneras de perdonarme o sentir paz con todo lo que ha sucedido, es sin duda alguna este libro. Mientras les comparto mi corazón, mi mente y lo que voy sintiendo en cada paso de este camino, estoy creando una base de datos para mí misma, pero también para otras personas. Eso me ayuda a perdonarme y a creer que todo es parte de esta vida hermosa que me toca vivir y de este gozo interno que soy yo y que quiero seguir disfrutando.

Me doy cuenta mientras escribo de que no tengo una respuesta exacta para Aleja. No le puedo decir con exactitud cómo llegar a perdonarse, y lo único que le puedo ofrecer, yo en mis cuarenta y ella de 19, es este libro que ojalá la acompañe en su camino de aceptación, de su liberación corporal y de paz. Espero de corazón que encuentre una psicóloga alineada en Salud en todas las tallas con quien pueda entenderse y encontrar esa voz interna de autocompasión y entendimiento. Esa voz que, si la trabajamos, se puede convertir en nuestra mejor amiga.

Capítulo 9

Otros testimonios

Cuando publiqué la primera historia en Instagram en la que compartí lo que es tener anemia y cómo estaba en un período de cansancio extremo, la reacción de mis seguidores en la comunidad de @marianadenhollander_libros fue tan grande que decidí hacer un video. Y la reacción a ese video realmente me sobrecogió; me impactó muchísimo el entender que esta era una conversación que necesitaba tanta atención; me impactó muchísimo que la gente me empezara a escribir; me impactó muchísimo darme cuenta de que hay tan poca información al respecto. De hecho, cuando yo misma estuve buscando información sobre el *twist* gástrico, por ejemplo, o sobre los problemas de perder la motilidad del esófago, encontré muy poco. Y entonces ahí me di cuenta de la necesidad que hay de escuchar las historias a largo plazo de las otras personas, la necesidad que hay de darnos una voz y entender mejor por qué llegamos a una decisión tan extrema como cortarnos un órgano para poder adelgazar. Pero también la necesidad de crear un espacio de autocompasión en el que, juntas y juntos, podamos escuchar nuestras voces y sentirnos acompañados en un proceso que puede generarnos muchísima culpa.

Creí necesario incluir en este libro algunas de estas voces: algunos son comentarios que me hicieron en un post, otros son mensajes por privado que me mandaron, y otros son relatos que las personas decidieron compartir sobre su experiencia específica. Yo no estoy tratando de convencer a nadie de que no se haga una cirugía, lo que quiero es traer a la luz experiencias y listas de síntomas, posibilidades de cómo hacer las cosas, puntos de vista... Quiero crear conciencia, que haya luz en cuanto a este tema. Que si una persona hoy decide hacerse una cirugía bariátrica, desde ya pueda contemplar lo que a largo plazo puede llegar a ser su vida.

Yo no tuve esa oportunidad, casi no encontré información, y no porque no la buscara, sino porque no existía, no había nada de lo que sucede a largo plazo, no había nadie hablando del desgaste emocional o mental de una cirugía, y por eso me pareció súper importante incluir todas estas voces. Muchas de estas personas ni siquiera han leído mi primer libro, no llegaron a mí por eso, sencillamente se vieron atraídas a lo que yo estaba diciendo para contarme su experiencia. Y esto me parece muy válido, creo que nos puede ayudar a todos a compartir más sobre este tema y a otras personas que tal vez están en la misma situación y que necesitan recomendaciones de cómo cuidarse mejor en estos momentos después de su cirugía bariátrica. Así que aquí te comparto sus vidas, sus historias. Hay personas que accedieron a que sus nombres completos fueran incluidos, y otras que no. Son todos testimonios reales de gente que no conozco en persona y que, por las maravillas de la tecnología, hoy estamos conectados como si fuéramos grandes amigos.

Respeté los relatos tal como me los enviaron, pero reemplacé los términos "sobrepeso", "obesidad" y "obesidad mórbida" y los números de kilos y calorías por asteriscos (*) ya que, como expliqué en la introducción, estos términos y las cifras son dañinas para muchas personas y pueden desencadenar trastornos de la conducta alimentaria.

Artemisa - México

Tengo muy vagos recuerdos, pero sé que de niña me llevaba dulces a la cama. A esto aún no le he encontrado significado, pero sé que era a escondidas de mi mamá, y supongo también que eran un calmante para mis emociones. De adolescente, recuerdo un día que veíamos una película juntas y teníamos una variedad de snacks deliciosos para acompañarnos (era un gran ritual de madre e hija, cómplices de vida): ella tomaba vino y yo alguna soda. No recuerdo ni qué película vimos, pero recuerdo que comí en exceso y me arrepentí. Sentada en el sillón frente a mi mamá, dije: "comí demasiado", y sentí un malestar terrible en el estómago, pero lo volví a hacer (aún lo hago).

Después, tuve mi primera decepción amorosa, una relación con un hombre de verdad que entraba a mi vida como un gran anhelo. René tenía unos 23 años, y yo apenas 17. Pasaba por mí en su Mustang rojo y me llevaba a comer a restaurantes a los que yo soñaba ir como adulta (no acompañada por mi mamá). A veces me besaba, pero siempre me trataba como la segunda persona más inteligente del mundo (después de él, claro). Un día me quiso maltratar y menospreciar, así que lo tuve que dejar, pero me costó el cuerpo y ánimo. Recuerdo claramente que estaba comiendo en un lugar fuera de casa y pedí postre: "ya no me tengo que cuidar por nadie", pensé, y lo devoré. En ese momento comencé a comer compulsivamente.

Empecé a odiar mi cuerpo. No sé el momento exacto en que sucedió, pero siempre quise estar más delgada, más plana. A los 12 años fui a mi primera clase de aerobics, la primera dieta la hice para mi quinceañera a los 14 años. Supongo por las fechas, que empecé a vomitar a los 17 años, cuando una compañera de la preparatoria me contó en confesión que ella vomitaba para ser delgada. Era la primera vez que escuchaba que alguien fuera de las películas hiciera eso. Seguí odiándome y seguí buscando refugio en la comida. A los 13 años dejé de chuparme los dedos así que lo que seguía era comer, y me convertí en un barril sin fondo. A los 17 también encontré unas pastillas "naturistas" con las que bajé ** kilos y ahí comencé a afectar a mi metabolismo. Durante esas épocas probé unos cinco tipos de dieta, encontraba una en algún libro de mi mamá... otra era la doctora de moda con una dieta de grasas, otra te ponía a tomar jugo de naranja en las mañanas sin control, hacía ejercicio diario... no parecía haber nunca una meta a la que pudiera llegar.

Cuando me mudé a la Ciudad de México a los 23 años, seguí induciéndome el vómito, pero era algo más esporádico. Sin embargo, la tiendita de debajo de mi departamento era el lugar perfecto para pasar por unas galletas después de trabajar. Hice otras diez dietas y nunca lograba llegar a mi peso; tomé de nuevo las pastillas milagrosas que me habían resultado a los 17 y logré bajar muchísimo, pero me alteré la hormona de la tiroides. En ese momento, dos endocrinólogos me recomendaron que dejara de tomarlas y que solo se iba a componer mi problema de función tiroidea, pero mi trastorno no. Al poco tiempo perdí a mi familia y comencé de verdad a llenar mi vida de comida, sentía que los límites de ser buena o mala no existían, y cometí muchos excesos: sexo, alcohol, comida. Mi cuerpo comenzó a crecer y crecer y a disgustarme más, pero por un período dejé de provocarme el vómito.

Dos años después, para mi cumpleaños número 30 conocí a un hombre por Internet: era de San Francisco, le gustó mi foto y empezamos a escribirnos e-mails con conversaciones profundas y emotivas. Quiso venir a visitarme porque se había enamorado de mí, pero al conocerme toda la faramalla romántica que montó se disminuyó al verme gorda (así lo escribió en su diario, el cual yo leí porque no entendía su frialdad tan repentina). Fue otro golpe a mi imagen propia y a mi seguridad: "¿Quién va a querer estar con una gorda? Por muy simpática e inteligente que sea, nadie quiere a una gorda".

Me volví más y más obsesiva, y de repente, estando en el peso más alto que he tenido, conocí a otro hombre que con disimulada gordofobia me dijo: "Deberíamos ponernos a dieta juntos, ¿no?". Y comencé otro ciclo de restricción y de autoengaño. La bulimia fue el único método que me aseguraba bajar; comía lo que quería, si al cabo lo iba a vomitar al rato. Así empecé a disminuir mi cuerpo y a mandarle fotos de mi peso a mi novio, que me condicionaba las visitas y las vacaciones a un número en la báscula. Duré dos años en esa relación en donde además aprendí a mentirle, logré manipular lo que aparecía en la escala al apoyarme en algún mueble y así poder mandarle una foto y conservar mi relación por demás tóxica. Al final me dejó, y corroboré que nadie quería estar con alguien de mi tamaño. Los ** kilos que había bajado con la dieta del amor, los recuperé en dos años.

Supe que una prima se había realizado una operación para bajar de peso y se veía guapísima, y entendí que si quería ser feliz tenía que adelgazar, así que le pedí los datos de la clínica que la operó y fui a ver al doctor. Mi sobr*peso era de unos ** kilos, y en realidad no era candidata para una operación, pero sí fui aceptada. En menos de un mes había conseguido endeudarme para pagar la manga gástrica. Les di una fecha y acepté que mutilaran una parte de mi estómago, para por fin poder adelgazar. Entré con la mejor disposición a la operación, les conté a mis amigas, y a las que me mostraron resistencia les dije que lo hacía desde un lugar de amor y de alegría, de responsabilidad por mí, y de verdad lo creía.

Al principio fui muy feliz: bajé de peso y dejé de ingerir grandes cantidades de comida, pero el problema mental no se resolvió, así que seguí queriendo comer como cuando tenía mi estómago normal y todo lo regresaba, lo que hizo que mi bulimia se agudizara, así como mi gordofobia. Comencé a rechazar la versión más pesada de mi vida y a no querer ni ver fotos de esa época.

Han pasado dos años y medio desde la cirugía, bajé ** kilos en un año, pero fue tan rápido el proceso que mi cuerpo lo percibió como un problema, así que mi tiroides dejó de funcionar normalmente y le metió el acelerador al cuerpo. Bajé más de peso y tenía unos temblores incontrolables, no podía hablar porque se me cortaba la voz, no pude nunca regresar a hacer ejercicio porque mis músculos no aguantaban nada, ni mis rodillas. Mi corazón aún tiene taquicardia al momento de escribir este texto, me volví super irritable con todos y conmigo misma, me entraron pánicos por hacer cosas que nunca había temido hacer y apareció un bulto en mi cuello llamado bocio. Mi cuerpo por fin se había rebelado ante el abuso de una mujer presa de la cultura de las dietas; nunca había estado enferma por tanto tiempo, y ahora entiendo que cuando me operé, tampoco estaba enferma.

Hoy, a dos años de mi primer síntoma, me encuentro regulando mi tiroides aún, el peso que perdí ya lo recuperé porque aún no logran regularla. Mi doctora hoy me dijo: "Yo sé que te preocupa el peso, pero tienes que entender que llegaste grave, con un cuadro severo". Y claro que lo entiendo, pero entiendo también que yo misma me llevé a esta enfermedad. La bulimia y mi aceptación las sigo regulando también, me cuesta mucho aceptar este cuerpo que no me gusta cómo se ve y que hace insegura a la mujer segura que proyecto ser.

Valentina - Chile

Tengo 35 años y me operaron a los 14. Era una niña, y han sido 20 años muy difíciles. Esta cirugía te transforma en paciente vitalicio. Tomo dos vitaminas diarias de centrum en este caso, vitamina D 100.000 ui cada mes, y vitamina B12 inyectada. Lo que no logro frenar es la descalcificación. Es impresionante la desinformación, y realmente el romance con la cirugía no dura más de 5 años, salvo excepciones. Me parece importante informar todo lo que los médicos omiten a las pacientes, y nuestras historias son muy importantes.

Te hablo sobre algunas de mis secuelas:

Al producir poco o nulo ácido estomacal, se hace complicado el tema de la suplementación con calcio. Hay que tomar un citrato, con mayor riesgo que la población normal de producir cálculos renales. La mayoría de las personas con bypass formamos hernia hiatal, que generalmente no da mayores problemas; en mi caso, esta hernia creció de tal forma que el intestino delgado y parte del colon subieron al tórax aplastando corazón y pulmones. La cirugía que me hicieron en diciembre del 2020 reparó lo anatómico, pero no las molestias del reflujo y dolor por comidas.

Hay muchas cosas que pueden pasar después de un bypass gástrico. Por ejemplo, está el SIBO (sobrepoblación bacteriana en el intestino delgado), y cada algunos meses tengo que tomar antibióticos. También ahora tengo que visitar a una doctora especialista en calvicie femenina, porque hay problemas con las uñas y el pelo. Otro punto es la cantidad de pacientes que recuperan el peso con los años, y la cifra es altísima. Yo estuve muchos años perdida en síntomas que no sabía qué eran. Muchas veces, confundía crisis de pánico con hipoglucemias, ya que son muy parecidas. Muchas operadas no saben los riesgos de las bajas de azúcar (que son muy frecuentes, y no siempre sintomáticas). Las nocturnas, por ejemplo, matan neuronas. Yo debo manejar en el auto un stock de dulces en caso de emergencia. Imagínate si me pasa manejando.

La solución que me han dado para las hipoglucemias nocturnas es un antidepresivo. Yo tengo depresión desde muy niña, y dentro de los medicamentos que tomé alguna vez esta este que me ofrecen para tratar las bajas nocturnas. Cuando tomé ese medicamento subí ** kilos en una semana. Están estudiados los efectos de este medicamento en subir el azúcar y producir incluso diabetes, entonces te imaginas el terror que le provoca a una que ya está obsesionada con el tema kilos, que te ofrezcan una solución que te hace subir.

Por eso, cuando hablo de que me convertí en una paciente vitalicia, es justamente esto: que no paro de vivir con medicaciones y tratamientos. Soy afortunada de que puedo pagarlo, ya que son vitaminas, minerales y doctores de múltiples ramas. Siempre que puedas estar en control constante con los doctores, hazlo. Es lo mejor y así es como vas a estar bien, pero esto es lo normal dentro de este proceso.

Yo no estoy en contra de las personas que deciden operarse, pero creo que falta información real sobre riesgos vs beneficios. Y debería reservarse solo para casos especiales.

Paulina - México

Acabo de terminar de leer *El peso que más pesa*. Muchas gracias por compartir tu historia. Sin duda, me identifiqué mucho en algunas partes. Como tú, yo creía que el bajar de peso solucionaría todos mis problemas y desaparecerían todas mis inseguridades, y pues me hice la cirugía bariátrica hace 6 años. No puedo decir que soy más feliz o más infeliz, ni mucho menos más sana, pues también tuve severos problemas de anemia. Apenas hace unos meses me dieron de alta, obvio con mis vitaminas, hierro y ácido fólico diarios. Te escribo porque es difícil encontrar personas que entiendan este camino, pero leerte me inspiró y me alivió, pues la triste realidad es que ni con cirugía y ** kilos menos he aprendido a amar mi cuerpo.

Marcela Escariz - Argentina

Mi nombre es Marcela Escariz, vivo en Buenos Aires, Argentina, soy de clase media, oriunda de familia con sobr*peso y ob*sidad. Actualmente tengo 36 años, mido ** m y peso ** kg. Estudié Nutrición. Cuento el contexto porque es importante para entender cada experiencia.

Mi realidad es que desde mis 2 años hasta los 32, fui ob*sa. Mi último mayor pesaje fue de ** kg midiendo apenas ** m.

Para la OMS, mi estado era OB*SIDAD M*RBIDA. Caí a un centro multidisciplinario para realizarme la cirugía bariátrica, toda mi vida había probado miles de dietas y tratamientos sin resultados, ya no podía admitir esa imagen que me reflejaba el espejo, porque no encajé nunca en lo "socialmente aceptable", a pesar de que mis análisis daban perfectos, que nadaba, trabajaba, tenía amigos, novio, familia que siempre me amó a pesar del peso que podía portar. Siempre tuve una personalidad extrovertida y alegre, nunca nadie se imaginó que mis kilos y mi imagen me pesaban aún más de lo real, por dentro cargaba la discriminación de toda una vida, querer entrar en un talle "small" y ser perfecta como en las revistas... ¿Para qué? ¿Para sentirme más incluida? Esa inseguridad y sentimientos de odio que te generan desde chica con: "estás muy gorda", "cerrá la boca y vas a ver cómo bajás", "nadie te va a querer siendo gorda", "la culpa es de los padres", "no, no tenemos talle para vos"... las risas de los compañeritos en tercer grado cuando visitamos la farmacia y nos pesaron, la vez que no me dejaron entrar a un boliche por gorda... Odiaba todo lo que tenía que ver con el cuerpo, y aun así siempre me mostré segura de mí misma, quizás era una autodefensa para no caer...

Y así supongo que todo eso y más me llevó a realizarme una cirugía, porque también quería estar a la altura de mi novio de ese momento que era flaco y lindo... Así fue que, en contra de todos los que se opusieron, entré por primera vez a un quirófano por decisión propia, un 22 de mayo de 2017. La verdad no puedo decir nada malo del centro donde realicé el tratamiento, hasta que no estuve psicológica, nutricional y clínicamente apta no me operaron, me enseñaron a relacionarme con la comida y cómo iba a ser mi vida después y me dejaron en claro que la cirugía no era una solución, sino una herramienta. Yo no tenía diabetes, ni hipertensión ni nada, SOLO ERA GORDA, un envase que no es admitido como "normal y lindo" en una sociedad, al menos en Argentina.

Hoy, a casi cuatro años de ese día, y en una deconstrucción constante y estudiando Nutrición, puedo decir que sí me gusta mi imagen actual, pero yo creo que es por lo que nací escuchando, ¿no? Ser flaca es ser linda... Pero ser flaca no me trajo más felicidad como creía, siempre decía "cuando sea flaca voy a ser más feliz", pero no, solo me sirvió para achicar talles de ropa y "verme más linda"... Al año me separé. Sí... nadie te cuenta que la persona que tenés al lado no se banca el cambio. No digo que a todos les pasa, pero a la mayoría, sí.

Sigo teniendo los mismos amigos, mi familia me sigue amando igual, sigo teniendo los mismos problemas económicos, y no, no tengo un mejor trabajo por "ser linda".

Mi nivel de salud es peor que cuando estaba gorda, combato la anemia diariamente, aunque ahora me dieron bien los resultados no puedo descuidarla, tengo que tomar suplementos de por vida y hacerme controles periódicamente; todos los años chequeo la vesícula, y no podés hacerte el estudio de la curva de la glucosa, si bien nunca vomité ni nada me cayó mal, fue por mi conducta y autocontrol, pero mucha gente no es APTA psicológicamente y se opera igual.

No voy a mentir, mi imagen me agrada más ahora, me siento mucho más liviana, puedo correr sin agitarme, no me da pudor desnudarme o usar una bikini (aunque aun así me sigo buscando defectos), pero hoy no puedo dejar de cuestionarme que mi aceptación actual es por lo que me metieron en la cabeza desde niña... A veces pienso: si hubiera una sociedad que no me hubiese martirizado con mi peso, y fuera empática e inclusiva, ¿yo me habría operado? Pues la respuesta es NO, simplemente me operé por una mejor imagen, y es duro aceptarlo, pero ahí radica en la deconstrucción que busco, y el día de mañana que sea nutricionista no voy a vender una imagen de que "lo flaco es salud, la obesidad es una enfermedad", porque es una mentira, se puede ser flaco y no tener salud, como ser gordo y sí tenerla... Ahí radica, en que nosotras mismas nos sinceremos y nos aceptemos, así podremos construir una comunidad más amable con el otro...

Javier - Costa Rica

Hola, soy Javier y tengo 41 años, casi 42, de los cuales 38 viví con sobr*peso. En algún momento de la vida llegué a pesar ** kilos, y además de las burlas de mis compañeros y amigos de infancia y adolescencia, lo complicado era conseguir ropa para mí. El asunto es que desde que tengo uso de razón he vivido en constantes dietas, he probado todos o casi todos los productos para adelgazar, y nada. Desde comer solo pollo sancochado con un chayote a suspender una o dos comidas y cambiarlas por pastillas y batidos... y todo esto lo hacía porque me lo pedía mi mamá, no porque yo quisiera. Mi hermano mayor también es gordo, pero a él nunca lo obligaron a hacer ninguna dieta, o al menos no que yo recuerde.

Así pasaron esos 38 años entre dietas, pastillas, gimnasios (que los detesto, dicho sea de paso), y yo siempre comiendo rico, porque la verdad es que ese era mi único delito: disfrutar la comida.

Te podés imaginar todos los problemas de insatisfacción corporal, inseguridades y todo lo que uno carga, o al menos que yo cargaba, solo por el hecho de ser gordo en un país donde la "mayoría de personas" son delgadas.

Mi deseo era adelgazar y tener un buen cuerpo para poder gustarle a alguien y poder ser visto no en mi "enorme cuerpo", sino en un cuerpo "bonito". Obvio, es lo que hasta el día de hoy te venden, pero tampoco te cuentan todo lo matado que puede ser mantener unos cuadritos o unos músculos "aceptables".

Más o menos en el 2012 me descompuse en el trabajo, y me dio algo que yo creo que fue indigestión. Seguí mal, y resultó que era un principio de gastritis. Recuerdo que el gastroenterólogo que me examinó me hizo quitarme la ropa para ver algunas otras cosas, y me dijo que yo no me quería, que me viera el abdomen tan grande y las mamas tan grandes, que yo no tenía amor propio, y me dio una referencia para cirugía en el San Juan de Dios. La cosa es que no prosperó nada, vos sabés cómo es el seguro social de lento en este país. Para ese mismo año o el siguiente, hablando con una vecina que es enfermera en México me dice que ella me puede ayudar, y me saca una cita en la clínica de metabolismo. Me hacen algunos estudios, y dieron con algunos trastornos hormonales que se pudieron solucionar pero que su raíz era nada más y nada menos que mi ob*sidad.

Hasta ahí, yo seguía disfrutando de la comida, seguía teniendo mis inseguridades y complejos, pero di todo normal. Era la vida que tenía y la verdad vivía bien, o al menos eso pensaba. Respecto al resto de salud, siempre bien, nunca azúcar, ni triglicéridos, ni colesterol alto, ni nada. Me pasan a cirugía general, me daban citas cada seis meses para verme la cara nada más, porque lo único que me decían era que había una lista de espera muy grande y las cirugía bariátrica no era prioridad.

Más o menos a finales del 2015, inicios del 2016, tuve la oportunidad de hacer un viaje a Europa, y claro, tanto caminé y comía a deshoras, y la emoción, que cuando regresé a Costa Rica venía con unos kilos menos, y dije: "¡al carajo, cirugía! Ya no voy a volver a las citas, eso no se va a dar, trataré de comer menos (aunque eso nunca sucedió), y seguir la vida tranquilo". Para ese momento, las úlceras ya estaban sanas, el problema hormonal solucionado, todo normal, y la idea de la cirugía de verdad se esfumó.

Cuál es mi sorpresa que en abril del 2017, casi un año después de no ir a citas y no hacerme exámenes, me llaman del hospital, que tenía que presentarme equis día para hablar de la cirugía, y yo fui. Soy creyente, y dije: "Bueno, Dios lo permite por algo, habrá un propósito para mi vida".

Fui y me sentaron frente al jefe de cirugía y una enfermera, me tomaron la presión y no me dijeron absolutamente nada más que era candidato para la cirugía, que firmara los papeles, que si tenía chance de hacerme unos exámenes por fuera y que a partir del 2 de mayo de ese año me llamaban para la cirugía. Hice los exámenes que me dijeron y el 28 de mayo me estaba internando. Yo mientras revisaba información de la manga gástrica y los beneficios que eso me traería y los "pocos" efectos secundarios que tenía. El asunto es que como dice en la Biblia, yo iba como cordero al matadero, no sabía qué me esperaba. Al día siguiente a las seis de la tarde estaba entrando al quirófano, y el resto es historia.

Antes estaba mejor de salud, y yo lo veo así, porque antes no tenía que tomar ninguna pastilla para nada y resulta que unos dos años después de la cirugía, empiezo a tener unos dolores fatales en la boca del estómago y tenía que comer muy poquito porque todo lo vomitaba. Hasta tomar agua me dolía, y la acidez era algo insoportable. Exámenes van y vienen, y resulta que me diagnostican una enfermedad del reflujo gastroesofágico con esofagitis, y me dan dos soluciones: o pastillas de por vida (las cuales traen un montón de efectos secundarios), o la otra solución es una nueva cirugía: un bypass.

Si yo no me tomo el bendito omeprazol, no sabré el dolor que siento. La acidez no se controla con nada, y hasta el agua que tomo la vomito, es insoportable. Estos días estuve sin el medicamento porque del seguro me lo mandan por tres o cuatro meses y ya. Es tanta la acidez que la garganta se me irrita y llego a tener disfonía, y tras de eso soy docente, entonces hablo todo el día. Sumado a la acidez y el dolor, te podés imaginar.

Tal vez hay personas que tengan más problemas por la cirugía, problemas de salud que son más fuertes (no hablemos de las flatulencias, de los estreñimientos y algunas otras cosas que son "menores"), pero si me veo antes yo no tenía que tomar ningún medicamento para nada, podía comer lo que quería sin ningún problema y ahora dependo de una pastilla para mantenerme bien, o al menos no sentir ese dolor y esa acidez tan fatal.

Hay otro montón de cosas que pensé que se solucionaban a la hora de adelgazar, a nivel psicológico, pero esas se duplicaron o triplicaron a la potencia.

Después de mi psicóloga y mi familia, claro, sos la primera desconocida a la que le cuento esto. Gracias por la oportunidad, y espero que algo de todo esto pueda ayudar.

Yesi - Argentina

Mi bypass gástrico fue a causa de una enfermedad gastrointestinal. Muchas personas no saben que el bypass gástrico fue inventado para ayudar a personas con ciertas enfermedades intestinales y metabólicas. Después se dieron cuenta de que la gente bajaba de peso y empezaron a usarla como método para solucionar o combatir la ob*sidad.

Yo tenía cinco años de estar muy mal de salud, de una enfermedad letal y de la que ningún doctor se daba cuenta, porque lo que veían era un cuerpo gordo cuyo problema era su gordura y no era prioridad. De hecho, me culpaban por mis dolores. Pero la verdad era que tenía una enfermedad que me estaba matando por dentro.

Tenía una hernia hiatal, 12 úlceras gastroesofágicas que habían hecho laceraciones en todo el tracto digestivo y estómago. Estaba perdiendo sangre, tenía gastritis crónica severa y enfermedad de reflujo o reflujo gastrointestinal.

Era todo un conjunto de enfermedades las que me afectaban, y la única solución que encontraron para poder solucionar todo esto fue el bypass gástrico. Me tuvieron que operar de urgencias porque si no me operaban solo iban a pasar dos cosas: o desarrollaba un cáncer de estómago por todas las úlceras y pérdida de sangre, o iba a morir de una hemorragia interna. En el último mes antes de la cirugía, prácticamente pasé con transfusiones de sangre y hierro intravenoso. La hemorragia interna era muy grande y se vieron obligados a hacer la cirugía como única solución.

He tenido muchas consecuencias a lo largo de este año. La primera que nos dimos cuenta fue al mes de estar operada, y es que desarrollé intolerancia al gluten. Cuando tenía que empezar a comer comida sólida, no los toleraba y terminé en emergencias. Ahí se dieron cuenta de que soy intolerante al gluten y a la proteína. Estas son consecuencias de las que no nos hablan.

Ahora soy una persona celíaca, lamentablemente. Después de un año me volvieron a hacer una endoscopia y sigue la intolerancia. Tendré que acostumbrarme a comer así por el resto de mi vida, al igual que no comer carne de res ni de cerdo.

En este año ha habido secuelas como la caída masiva del pelo (de hecho, el pelo no me crece. En un año no me creció y se me cae, tengo agujeros en la cabeza). Y este es un tema que me causa muchísimo malestar. Las uñas tampoco me crecen. Nunca en mi vida he tenido caries, y a los seis meses de haberme hecho la cirugía tuve las primeras caries y, según la odontóloga y el cirujano, esto se debe a la desnutrición del bypass gástrico y será una secuela que tendré que vigilar por el resto de mi vida.

Otra cosa que no he podido controlar es la presión arterial y la glucosa. Me he llegado a desmayar en la calle, y la primera vez que esto sucedió fue en noviembre del 2020, que habían levantado el aislamiento por la pandemia. Tenía que hacer unos mandados en el banco y no pude llegar. Cuando me desperté, me encontraba en emergencias del hospital y por suerte estaba acompañada de mi marido y mi hija. Este desmayo se debió al calor y el bajonazo de presión y de glucosa. Para poder salir sola a la calle tengo que tomarme la presión y la glucosa y asegurarme de que los números estén en cierto límite, si no lo están no tengo permiso para salir. Por más que me esté cuidando bien, en todo este verano no he podido tener los números adecuados. En un año y dos meses, no se normalizan. Dentro de lo bajo ya he ido encontrando un balance o un número bajo que tengo que observar, pero yo ya sé que hay un montón de actividades que no puedo hacer, y mucho menos sola.

Más allá de todas estas complicaciones de la salud, está mi dismorfia corporal. Yo hice visible mi historia, no para que la gente me felicitara, sino para que supieran que la gordofobia casi me mata. Sin embargo, la sociedad no lo ve así y lo único que ven es a una gorda que adelgazó y la felicitan por esa pérdida de peso. Recibo muchos mensajes de felicitación porque con ropa me veo medianamente aceptable, y para la sociedad me veo bien. Pero cuando estoy en mi intimidad sin ropa, veo que este cuerpo no lo conozco. Porque aunque es cierto que yo fui flaca la mayor parte de mi vida, este cuerpo con pliegues de piel no lo reconozco. Entonces ahora me siento como una persona que está metida en una bolsa. Con ropa no se ve, pero desnuda yo sí me veo. Cuando me agacho me cuelga la panza, me cuelgan las piernas, los brazos. Esto hace que yo tenga dismorfia corporal y no reconozca a esa persona en el espejo. Como me quedó la piel muy sensible e irritada tengo que usar debajo de los pliegues de la piel talco para no lastimarme. Y todo esto crea que yo no me quiera tocar.

Más allá de que yo soy activista y tengo reconocida mi identidad, y tengo muchas herramientas, no me siento segura en mi cuerpo. No me siento bien ni me agrada lo que veo. Entonces, tener que estar lidiando con las secuelas físicas de mi cirugía y de la enfermedad, más la dismorfia corporal al verme en un cuerpo que no reconozco, un cuerpo que no es saludable todavía, en un cuerpo que es totalmente ajeno, me crea mucha ansiedad. Mucha depresión; también lloro mucho. Es muy difícil poder encontrar a alguien que me entienda o que haya pasado lo mismo que yo pero que no celebre esta cirugía. Porque hay muchas personas que sí están en un período de felicidad por haberse hecho la cirugía y haber bajado de peso, pero todavía no saben que los resultados de esa cirugía no son para siempre necesariamente, y el tema del peso es complejo. Ocho de cada diez pacientes bariátricos vuelven a aumentar de peso en el transcurso de los años. Pero sí quedan todos los problemas asociados. La desnutrición y la mala absorción de nutrientes son todas esas secuelas que deja la cirugía bariátrica.

Una muy importante es la vesícula. Cuando se baja muy rápido de peso, la vesícula puede crear cálculos, y a mí hace un mes me dio pancreatitis porque se me reventó la vesícula. Estuve internada una semana. Yo por ejemplo no tuve síntomas de que la vesícula estaba mal, y un día comenzaron los dolores muy fuertes y terminé en emergencias operándome. Son secuelas de las que no se hablan y no se conocen, y que son sumamente graves. Si yo me hubiera quedado en mi casa tolerando un poco ese dolor, a lo mejor hoy no estaría contando la historia por una infección con la vesícula reventada. La pancreatitis que me dio fue terrible y tuve que tomar antibióticos por un mes.

Nada aquí es fácil, nada sobre este tema de mi cirugía es fácil. Convivir con un bypass gástrico, si bien me salvó la vida, porque no tenía mucho tiempo, me trajo muchas cosas que me crean dificultades en mi vida. Problemas que son muy complicados y que todavía hoy no termino de entender. Problemas que no me dijeron y que en su momento lo único que quería era curar mi enfermedad, que ese tal vez fue mi error más grande. Concentrarme en la enfermedad que tenía en el momento presente y no pensar en lo que podría pasar después de esta cirugía. En resumidas cuentas, esta es más o menos mi historia con la cirugía bariátrica. Espero que les sirva a otras personas.

Aleja - Colombia

Desde pequeña, mi familia ha sido de muy buen comer, entonces yo por ende también tengo muy alto apetito, pero mi salud siempre fue excelentemente buena.

He hecho varias dietas a lo largo de mi vida, y siempre bajaba y subía, hasta que al fin mi papá me dijo que me iba a regalar la operación de manga gástrica, y obviamente eso para mí fue la felicidad extrema porque dejaría de ser juzgada, tendría "mejor salud", etc. Mi doctor no me advirtió al momento de hacerla de todas las consecuencias tanto de salud física como de salud mental que esta decisión conlleva, solo me decía que yo estaba en la edad perfecta para hacérmela para no pasar toda mi vida siendo gorda (me la hice a los 19). El doctor me operó, todo salió bien en la cirugía y me envió un plan de alimentación que solo consistía de proteína. Obvio esto es normal al principio, pero después de 4 meses seguía diciéndome que debía comer solo eso, y ya a los 5 meses de operada dejó de contestar mis mensajes. Yo le escribía: "doctor, me siento mal, no voy al baño hace 2 semanas" y no me contestaba. Literalmente se desentendió de mí.

Antes, como todos, era una gordita muy, muy, demasiado saludable y pesaba ** kilos (y mido ** m, es decir que no tenía tantísimo sobr*peso). Ahora, 8 meses después de la cirugía, el cabello se me cae demasiado, no me llega el período desde la cirugía, mi salud mental empeoró bastante, no me crecen las uñas. Odio mi cuerpo aun más que antes, porque antes la verdad yo me sentía mal, supongo, por ser gordita, pero ahora me siento HORRIBLEMENTE mal porque pienso que cualquier mordida a un alimento me va a engordar (como tu metabolismo se ralentiza tantísimo, otra consecuencia de la cirugía, tu ganancia de peso puede ser muy rápida).

Denise - Colombia

Yo me realicé la cirugía bariátrica en el año 2004, con acompañamiento de psiquiatra, nutricionista e internista. Fui "feliz" aproximadamente 5 años. Fui subiendo de peso y, poco a poco, comiendo más. Me sentí frustrada, fracasada, y gracias a Dios que le conté a muy poca gente de mi cirugía, o seguramente estarían hablando más de mí. Primero que estaba muy gorda, luego que estaba muy flaca, luego que está subiendo de peso... y nadie sabía lo que yo estaba sufriendo. También tengo problemas con la fijación del hierro. Debo tomar 2 ampolletas de hierro bebible durante 3 meses, luego hago mis exámenes de laboratorio nuevamente, y por lo general debo continuar bebiendo estas ampolletas, que además, son costosas y he tenido a veces problemas con el seguro médico para que me las reconozca.

En este momento me ha sido muy difícil bajar nuevamente de peso. Subí ** kilos, hablé con el doctor que me hizo la cirugía para ver si me hacía una rectificación y me dijo que NO. Respondió que yo ya tenía una cirugía bariátrica, que la usara. Para mí ha sido muy doloroso, traumático. Pocas personas entienden. Actualmente estoy en el proceso de aceptación de mi cuerpo con una psicóloga de la alimentación colombiana: Margarita Santamaria Cobo.

Hoy en día me gustaría dar mi testimonio acerca de la cirugía bariátrica, yo sí la recomiendo pero lo primero que debe hacer la persona es aprender a nutrirse y luego hacerse la cirugía.

Lupita - México

Tengo 2 años de bypass gástrico y para mí es una lucha diaria, estoy obsesionada con la comida, cuento calorías, me doy atracones, sigo con mentalidad de dieta... El primer año todo fue maravilla porque la báscula iba para abajo sin problema alguno. Cumplí los 2 años y el detalle es que ya la báscula va hacia arriba, pero ya me cansé, ya estoy harta de vivir a dieta.

Kathya - España

Tengo 38 años y toda mi vida he estado gorda. Desde que tengo memoria. (Viéndolo en retrospectiva, al mirar fotos de aquel entonces tampoco lo estaba tantísimo, pero en los años 90 era tan enfermiza esa obsesión por la delgadez extrema que hasta un poco de michelín era una aberración). Y mi madre no me alimentaba mal, es más, comía mucho más sano que el resto de los niños, pero ni así.

Llevo haciendo dietas desde que tengo 7 años, aunque muchas veces me las saltaba (es muy duro para una cría que en un cumple en la clase te den chuches y no puedas comerlas, pero aun así la culpabilidad me reconcomía), pero como me echaba bronca mi madre luego me redimía. (Mi madre, padre, hermanos, abuela, médicos...). Hasta que cumplí 13 años hacía dietas y adelgazaba más o menos bien... pero ahí me planté en ** kilos y no hubo manera.

Me operaron, en junio del 2006 estaba en unos ** kilos. No fue un camino de rosas la operación, hubo complicaciones que me llevaron a quedarme una semana más en el hospital. (Se me inflamó el empalme del intestino con el estómago y solo vomitaba).

Después de nueve meses adelgacé ** kilos, pero me atasqué. Lo hacía bien, seguía las normas, pero no había manera de adelgazar. Se lo comenté al nutricionista y me dio una dieta de **** calorías normal y corriente. Y por supuesto, no dio resultado. Así que me puse a hacer Atkins y logré mi mínimo: ** kg. Cinco meses después, ya había subido otra vez ** kilos.

En agosto del 2008 fui al médico y me confirmó un embarazo. Me costó una semana mentalizarme, pero empecé a manchar marrón, fui a urgencias y miraron que se había parado dos semanas antes, en la semana 7. El doctor me indicó que estaba demasiado gorda, que adelgazara unos ** o ** kilos la próxima vez que quisiera quedarme embarazada, incluso después de indicarle que tenía el bypass y que no fue un embarazo voluntario.

Los meses que siguieron a mi aborto volví a engordar, con un extra. Así que, en marzo del 2009, me quedé embarazada otra vez y entonces pesaba ** kilos, cuando fui a la primera consulta del ginecólogo. Ahora parecía que iba todo bien con el embarazo, aunque yo iba adelgazando.

Llegué a pesar ** kg, y todos los médicos contentos, incluso no me dijeron nada una semana que adelgacé * kilos. Qué casualidad que encontraron a la niña esa misma semana que era diez días más pequeña de lo que debiera, aunque para la semana 33 se recuperó de tamaño.

El embarazo se desarrolló bien, aparte de las molestias que tenía (cansancio, dolor de cabeza, de muelas). Pero, desgraciadamente, no terminó bien. En la semana 35 encontraron que yo tenía los ácidos biliares altos, que causa una enfermedad, colestasis que tiene una gran incidencia de muerte súbita fetal. Durante la semana 36, a 20 días de mi fecha prevista para el parto, un día noté que no se movía bien, los sanitarios que consulté me decían que no me preocupara, que se estaría encajando, pero al ir a consulta de monitores y no encontrar el latido y hacerme una ecografía me confirmaron que mi hija había muerto. Me empezaron a inducir el parto y a la mañana siguiente la parí. Le hicieron una necropsia y después la enterramos; me dieron los resultados de la necropsia cuatro meses después: causas desconocidas. Estaba completamente sana, la placenta no tanto, pero los médicos no le dieron importancia. (Siempre me quedaré con la incógnita de si fue mi malabsorción y todos los cambios que el bypass había producido en mi organismo lo que me provocó la colestasis que mató a la niña).

Estoy harta de que gente ignorante piense que todo me ha pasado por estar gorda (cuando he conocido mujeres incluso más gordas que yo que han tenido un embarazo sin complicaciones y tienen sus hijos vivos... y en los foros de chicas que hemos perdido, ninguna tiene mi situación física).

Estoy muy descontenta con la cirugía, el tratamiento de después, con todo. Alguna vez pensé en decirlo en los foros de adelgazarnet, pero en cuanto ven a alguien que no le fue bien empiezan a ponerse nerviosos y te llaman la atención.

En el gimnasio podía hacer pesas y aquagym, casi lo único, porque tengo la rodilla derecha con dos operaciones y con artritis. Hoy ni eso puedo porque tengo la columna lumbar destrozada. Y bueno, ahora porque no me mareo, pero cuando me recuperé de la cirugía me apunté a otro gimnasio y tuve que dejarlo porque se me iba, me mareaba muchísimo al hacer cosas aeróbicas.

Viendo foros americanos de personas operadas, he visto que le pasa a más gente, y muchos se arriesgan a una "revisión" de la operación. En mi caso, el control que he tenido por parte del nutricionista ha sido pésimo. Veía el tío que había engordado casi ** kg y lo único que se le ocurre es pasar de una dieta antiquísima de **** calorías a una de ****... y encima no me cabía todo lo que ponía que tenía que comer, y no adelgazaba.

Cuando terminó mi lactancia con el niño con casi 4, tardé dos meses en quedarme embarazada, pero a pesar de tomarme todas mis vitaminas, en la primera ecografía vieron que tenía anencefalia y que no era compatible con la vida y me vi en la obligación de abortar a las 12 semanas. Esta es otra de las cosas que achaco a la desnutrición permanente que me dejó el bypass.

Después de este nuevo revés empecé a tomar antidepresivos otra vez, esta vez Prozac, y he estado tomando hasta febrero de este año, e hice ese 2016 una última dieta que me llevó a adelgazar un poco y en cuanto ya me atreví a comer como una persona con una vida normal pues recuperé y ya me planté, no más dietas... Y desde entonces me estoy manteniendo, con mi ob*sidad m*rbida sin resolver, con el déficit de vitaminas y minerales pero sin volverme loca con la comida y comiendo lo que quiero cuando me apetece, sin bajar ni subir de peso, valiéndome de la misma ropa de entonces.

También en estos últimos años he tenido problemas de salud diversos, como cuando me dio apendicitis y me tuvieron que operar de urgencias, la lesión degenerativa congénita de mis lumbares que me deja paralizada de dolor todas las mañanas, la rodilla con artritis por otra operación que no salió muy bien, que me impide hacer nada porque se me bloquea y no puedo ni pisar firme. Mis múltiples trastornos dentales provocados por la debilidad que me dieron el bypass y los embarazos a mi dentadura por el constante vómito de los primeros años que ni muelas tengo, y mi analítica llena de déficits de hierro, vitamina B12, ácido fólico, etcétera... Lo gracioso es que antes de la cirugía lo único que tenía de más eran los triglicéridos y el colesterol, y tampoco mucho, ni siquiera la tensión la tenía alta, cosa que ahora un poco sí.

Ah, y luego la familia dando apoyo... Viendo que no adelgazaba bien, que qué pena después de lo mal que lo pasé al operarme que no esté delgada, tanto sufrimiento para nada, que si no lo has hecho bien, que por qué las otras sí y tú no, que si pierdes los embarazos por gorda...

Mujer anónima

En junio del 2011 me encontraba desesperada porque mi peso bajaba y subía como un yo-yo. A pesar de que ni siquiera estaba en el mínimo para operarme de la manga gástrica, igual me operó mi doctor ya que según él era la mejor solución, por parte de padre la diabetes, etc.

No sabes cuánto daría por que en ese tiempo te informen de todas las secuelas, ya que no era tan conocido este método. Aunque mi papá hasta el final me dijo que no me opere, pero no le hice caso.

Te cuento mi historia: al principio había días en que ni siquiera podía levantarme de la cama. Me encontraba súper débil, perdí todas las fuerzas, las ganas, me dormía de la nada, medio me llenaba, vomitaba mucho (siempre cargaba pastillas de las náuseas).

La anemia se volvió mi mejor amiga. Se me caía el pelo. Todo me daba náuseas, empezando con los olores; quedé muy sensible. Hay alimentos que no los tolero, como los lácteos.

Todas las mañanas desde hace unos años voy al baño apenas termino de desayunar y tengo algo de cólicos. En cuanto a la dentadura, tengo varios tratamientos de conducto que, en base a los testimonios, me pude dar cuenta de que viene de eso.

Me lleno de la nada de gases, a pesar de que ahora llegó una alimentación sana y consciente. Tomo full vitaminas y así y todo siento que mi cuerpo no asimila todos los nutrientes.

Te comparto mi historia con mucho cariño para que sigas llegando a más personas. Gracias, gracias, gracias por ser Luz para muchas personas.

Capítulo 10
Cuidados de por vida

Si ya te hiciste la cirugía y lees este libro, te sugiero revisar toda la lista de secuelas que mencioné en el Capítulo 5 y que te informes con tu doctor de cómo prevenir todas esas posibles consecuencias. O cómo aprender a escuchar tu cuerpo para prevenir o detectar a tiempo los síntomas, antes de que estos se manifiesten en un estado crítico. Esa lista de secuelas es un documento de qué prever, y te compartiré tips que están relacionados a lo que yo vivo. No menciono cuidados de secuelas que no he vivido, porque no tengo la experiencia. Espero que este libro te ayude mucho a cuidarte. El conocimiento es poder.

- Se recomienda tener un equipo de doctores y especialistas alrededor nuestro. Un doctor general que cuide todos los síntomas del día a día, año a año. Un nutricionista, ojalá bariátrico, que al menos al principio te explique cuáles son las prioridades. No para perder peso o mantenerlo, no. Para cuidar y monitorear las prioridades nutricionales de nuestros cuerpos. Un cirujano que conozca nuestro caso y a quien podamos recurrir sintiéndonos apoyados y en confianza. Y, por supuesto, un psicólogo especializado en trastornos de la conducta alimenticia, para poder tener su apoyo en cualquier momento. Sugiero que todos tus especialistas, si puedes encontrarlos, sean no pesocentristas o estén alineados con Salud en todas las tallas. ¿Por qué? Porque después de una cirugía bariátrica, tu cuerpo entra en estados crónicos de desnutrición y contar los kilos de tu cuerpo se vuelve la prioridad más importante de tu vida.
- Existe una deficiencia de la que yo nunca supe hasta que encontré un sitio web que vende vitaminas bariátricas. Es

decir, es un sitio web donde les interesa darte una lista de secuelas para que compres sus suplementos. Están a favor de la cirugía bariátrica porque gracias a ello hacen su dinero, pero les interesa informarnos sobre posibles secuelas para entonces comprar sus productos. Sea como sea, este sitio web me ha ayudado muchísimo a informarme y descubrir que existe una deficiencia de tiamina o la vitamina B1, que provoca síntomas muy similares a los de la fatiga crónica. Es muy importante estar chequeando la vitamina B1, porque cuando finalmente se descubren deficiencias hay que recibir inyecciones para poder abastecer el cuerpo. (Este sitio web no vende tiamina, así que esta es información valiosa que después corroboré con otros sitios de salud, y resulta ser una deficiencia muy común en muchos pacientes bariátricos que la mayoría de los doctores desconocen).

- Examen de sangre regular idealmente cada tres o cuatro meses: siempre estar pendientes de las deficiencias de hierro, vitaminas B12, B1, de los minerales y metales, etc. Asegurarte de que te hacen un cuadro completo de todas las vitaminas, los metales y minerales en la sangre. Todo lo que tenga que ver con la alimentación. Yo personalmente creo que hacer un examen de sangre como mínimo cada seis meses es muy importante. La prevención lo es todo cuando se trata de deficiencias nutricionales, y no hay que esperar a que los números estén muy bajos.

- Dependiendo de tu química personal, necesitarás poder ver esos exámenes con tu doctor y a veces conversar sobre si tienes algunos de esos niveles bajos; pero no bajos según el "índice normal", sino bajos *para ti*, ya que pueden estar afectando tus niveles de energía o generando otros síntomas. A veces, como me sucedió a mí y a muchos testimonios que conozco, las vitaminas, el hierro o la proteína no tienen que estar debajo del "nivel normal" para que te afecten y te causen secuelas. Los índices los establece el laboratorio y no son personalizados. Cuando eres paciente bariátrica, todo tiene que ser estudiado de acuerdo a tus necesidades. Por ejemplo, hace poco me enteré que una amiga necesita 200 mg de hierro al día para no tener anemia. Yo necesito 60 mg. ¿Ves la diferencia?

- Comer suficiente proteína. Esto lo entendí recién a comienzos del 2021, es decir, doce años tarde. Los pacientes bariátricos necesitamos comerla todos los días. Incluso, contar cuánta de ella consumimos al día. Yo tomaba una proteína bariátrica, pero descubrí que me hice intolerante y ahora tomo un colágeno muy caro, porque es lo único que no me cae mal. Cada persona necesita ingerir una cantidad específica de proteína y en casi todos los casos son dosis muy altas de gramos por día.

- Tomar vitaminas bariátricas y suplementos bariátricos. Nunca las vitaminas normales que venden en las farmacias, tiendas naturistas, etc. Y si no las venden en tu país, asegúrate de que sean para ciudadanos mayores de edad y pulverizarlas. (Yo saco el polvo de las cápsulas para tomarlas y asegurarme de que la absorción sea mayor).

- En el año en que se hace la cirugía y empiezas a perder peso, haz un ultrasonido o un chequeo cada seis meses para asegurarte de que no hay piedras en la vesícula. Cuando se pierde peso muy rápido, la vesícula se puede sobrecalcificar y crear piedras.

- Tira la balanza a la basura, y por nada del mundo vuelvas a pesarte en tu vida. No puedo explicarte lo importante que fue esto en mi proceso después de la cirugía. El cuerpo siempre va a fluctuar de peso, pero nuestra salud mental puede arruinarse por vivir enfocados en cuánto perdemos o en un "peso ideal" al que quieres llegar.

- La acidez, reflujo o agrura en el estómago son bastante comunes, sobre todo en pacientes de manga gástrica. Si comienzan a molestarte mucho incluso tomando antiácidos, no dejes que pase tanto tiempo sin hacerte una gastroscopia o los chequeos que correspondan con una doctora.

- A muchas personas se les baja la presión. Mi doctor me recomendó comer en la primera hora despierta algo muy salado y, durante la mañana, comer sal. Aun así, sufro de una presión baja que muchas veces no me deja funcionar normal.

- Comenzar a comer a primera hora del día. A mí esto me cuesta mucho, pero he notado una gran diferencia en mi estado de energía durante el día desde que lo practico. Me tomo la primera dosis de proteína en un vasito de agua, junto con un cracker y un pedazo de queso con mucha sal. Además, las proteínas necesitan una harina para poder digerirlas.

- Si han pasado más de cinco años de tu manga gástrica y comienzas a presentar un caso de acidez y reflujo severos, mencionar a tu gastroenterólogo que has escuchado sobre el *twist* o torsión gástrica y que te quieres asegurar de que no tienes eso. Para ello, la gastroscopia tiene que ser profunda y llegar hasta la manga gástrica. Esta no es una secuela muy conocida por el equipo médico. También, que te hagan un estudio de la motilidad de tu esófago o que busquen si hay hernias. Estas dos cosas pueden suceder después de ambas cirugías.

- He estado aprendiendo que las personas con bypass gástrico desarrollan cándida o bacterias más a menudo. He descubierto el aceite de orégano para uso interno (no aceites esenciales). Existen unas marcas de aceite de orégano soluble, y me han ayudado a balancear mis problemas intestinales. Sobre todo, los episodios severos de flatulencias. Por favor, recuerda que no soy doctora y que esta es una recomendación meramente personal. El aceite de orégano es muy fuerte y tiene que ser de los que son específicamente para tomarse.

- Nunca estás de alta. Yo nunca bajaré la guardia después de mi cirugía bariátrica. Planeo una visita obligatoria al doctor para hacerme exámenes de sangre en enero y otra en julio por el resto de mi vida. Nos acostumbraremos a hacerlo y será nuestra nueva normalidad, pero la desnutrición a nivel micro, de todas las vitaminas, minerales y metales, nunca la volveré a descuidar, porque nunca absorberemos como las personas sin cirugía. ¿Quién me iba a decir a mí que una carencia de nutrientes me iba a bajar el metabolismo?

Capítulo 11
Tu directorio

Este directorio es para ti. Es una compilación de fuentes que han sido muy importantes en mi educación y en mi entendimiento de cómo cuidarme lo mejor posible. Cómo entender mejor el movimiento de Salud en todas las tallas y profundizar en la alimentación intuitiva.

Libros

Estos son libros imprescindibles en nuestras vidas y en nuestro camino hacia la liberación corporal. Algunos están en inglés, pero desafortunadamente no existe mucho material en español.

En español:

10 gritos contra la gordofobia, Magdalena Piñeyro. (Vergara, 2019).

Acepta y vuela: de odiarme a amarme sin medida, Mara Jiménez. (Plan B, 2022).

Al diablo con las dietas, Caroline Doone. (Ediciones Urano, 2020).

Alimentación intuitiva, Evelyn Tribole y Elyse Resch. (Gaia, 2021).

El cuerpo no es una disculpa, Sonya Renee Taylor. (Editorial Melusina, 2019).

El peso que más pesa, Mariana den Hollander. (Amazon, 2020).

Guía básica sobre gordofobia, Magdalena Piñeyro. (Instituto Canario de Igualdad, 2020).

Más yo que nunca, Mara Jiménez. (Ediciones B, 2023).

Mi cuerpo sin reglas, Noe Previtera. (Emporio, 2019).

Yo debería ser flaca, Franca Maravilla. (Grijalbo, 2018).

En inglés:

Anti Diet, Christy Harrison. (Little Brown Spark, 2019).
Body Respect, Dr. Lindo Bacon. (BenBella Books, 2014).
Fat Is a Feminist Issue, Susie Orbach. (Arrow, 2006).
Fearing the Black Body, Sabrina Strings. (New York University Press 2019).
Intuitive Eating: A Revolutionary Program That Works, Evelyn Tribole, Elyse Hesch. (St. Martin's Griffin, 2003).
Measuring Health From the Inside, Carolyn Hodges Chaffee. (FriesenPress, 2015).
What We Don't Talk About When We Talk About Fat, Aubrey Gordon. (Beacon Press, 2020).

Cuentas en Instagram

Te recomiendo seguir todas estas cuentas. La cuenta de @somoshaes es un directorio de profesionales bajo esta filosofía. Hay psicólogas respetuosas con la diversidad corporal, activistas, nutricionistas y más. Todas estas personas están en diferentes países de Latinoamérica, en Estados Unidos y España.

Adriana Convers @fatpandora - Fashion blogger plus size

ALICYA @alicya.para.iberoamerica - Asociación por la liberación corporal y alimentaria

Amibola Puntocom @amibolapuntocom - Activismo anti gordofobia y diversidad corporal. Formación HAES

Antonia Larraín @antolarrain_ - Activista comunicadora feminista y Body Positive

Body Positive de la BBC @bbcbodypositive - Cuenta de representación de la BBC

Brenda Mato @brenda.mato - Modelo y activista plus size

Carolina Celada @psicologacarolinacelada - Psicóloga respetuosa de la diversidad corporal

Christy Harrison @chr1styharrison - Escritora y nutricionista de la alimentación intuitiva. Su podcast es una universidad: Food Psych

Courtney Shove @fat_girl_has_moxi - Activista body positive y patinadora

Cristi Bajaña @nutricion_cristinab - Nutrición, Alimentación intuitiva y consciente. HAES. Excelente investigadora de los efectos de las cirugías bariátricas

Danae Mercer @danaemercer - Sobreviviente de desórdenes alimenticios, enseña cómo el Photoshop y la fotografía alteran los cuerpos

Dra. Candelaria Lopez @caminoaconfiarentucuerpo - Doctora alineada con Salud en todas las tallas

Dra. Haica Rosenfeld @drhaicarosenfeld - Psicóloga especializada en trastornos de la conducta alimentaria (TCA) alineada con Salud en todas las tallas

Dra. Irasema Vasquez @nutriologaquelibera - Doctora especialista en nutrición no pesocentrista

Dra. Julia Rábago @endocrinoplaya - Endocrinóloga no pesocentrista

Dra. Mariana Robles Mejía @dra.mariana.robles - Ginecóloga con perspectiva feminista. Medicina no pesocentrista

Dra. Marlin Solorzano @doctoramarlin - Magistrada en Nutrición. Especialista en Medicina Interna

Dra. Pamela Basulto @dra.pamebasulto - Médica cirujana y Nutricionista, práctica peso inclusiva

Eli del Basto @elidelbasto - Modelo y *fashion blogger* plus size

Ellen Valias @atleta_de_peso - Atleta y creadora digital

Ericka Borbor @healthybalance_ec - Nutrición Clínica vegetariana y vegana. Enfoque intuitivo y peso inclusivo. HAES

Faby Mijares @habitantegorda - Activista bariátrica y de diversidad corporal

Gabi Fresh @gabifresh - Modelo y activista plus size, creadora de una línea de trajes de baño plus size

Gabilú Mireles @gabilumireles - Coach de autoestima

Gina Salame @ginasalame - Nutrióloga clínica especialista en TCA, CEDS-S

Gregory Dodell @everything_endocrine - Endocrinólogo alineado con Salud en todas las tallas

I Weigh @i_weigh - Cuenta de inclusividad radical fundada por Jameela Jamil (@jameelajamilofficial)

Ilana Borovoy @ilanaborovoy - Nutricionista incluyente, alimentación intuitiva y confianza corporal

Jessamyn Stanley @mynameisjessamyn - Profesora de yoga y escritora del movimiento body positive

Joshua Wolrich @drjoshuawolrich - Cirujano enfocado en Salud en todas las tallas

Julieta Direnzo @comerconciencia - Diversidad corporal con perspectiva de género y soberanía alimentaria. Trastornos de la conducta alimentaria. Anti gordofobia. Alimentación intuitiva

Kim @kimhaestips - Nutrición integral centrada en mejorar la relación con el cuerpo y la comida. Alimentación consciente. Activista anti gordofobia

Lorena Torres @lore_nutrition - Nutricionista especializada en hipotiroidismo y salud intestinal. Dos años de experiencia dentro de la cirugía bariátrica

Lou Cortjijo @soyloucortijo - Colaboradora: @actitudypsicologia [1] Antropóloga y activista gorda. Paciente bariátrica

Magda Piñeyro @magda_pineyro - Escritora y activista gorda

Mara Jiménez @croquetamente - Actriz, escritora y activista

Margarita Santamaria Cobo @llenatedeticonmarga - Psicóloga de la alimentación respetando Salud en todas las tallas

María Teresa Valero @mariateresavalero_ - Psicóloga especializada en dismorfia corporal

Meg Boggs @meg.boggs - Atleta y activista de la diversidad corporal

---

1.　　https://www.instagram.com/actitudypsicologia/

Megan Jayne Crabbe @bodyposipanda - Activista y autora del libro *Body Positive Power*

Melissa Mata @psicologamelissamata - Psicóloga TREC y terapia cognitivo conductual

Miriam Lara-Mejia @lagordafeminista - Escritora y activismo gordo

Mónica González @sanamente.monica - Confianza corporal y Podcast: Guapas de cara

Mónica Rodríguez Portela @nutricion.bariatrica - Nutricionista bariátrica y especialista en salud bariátrica

Mujereología @mujereologia - Cuenta de temas diversos relacionados a la mujer. Podcast: Mujereologia Radio

Natalie @bodyposibarre - Instructora de Barre certificada en Salud en todas las tallas

Noe Previtera @micuerposinreglas - Kinestesista y especialista en reconexión corporal. Podcast: Coma y Punto

Pao Marroquin @colorfoodnutri - Nutricionista de la alimentación intuitiva

Paula Diaz @nutriendovidas.cr - Nutricionista especializada en HAES, alimentación intuitiva y Trastornos de la Conducta Alimentaria

Priscilla Arias @lafatshionista - Activista corporal, moda y maquillaje

Raquel Lobatón @raquelobaton - Nutricionista incluyente, alimentación intuitiva, activista y educadora de la diversidad corporal alineada en Salud en todas las tallas

Rosario Espino Hernandez @rosariolanutrirox - Nutricionista y Coach de la alimentación consciente

Silvia Jorrín @silviajorrin_bodypositive - Coach Diversidad Corporal y alimentación intuitiva. Podcast: "Ni una dieta más"

Somos HAES @somoshaes - Directorio de profesionales alineados con Salud en todas las tallas

Sonya Renee Taylor @sonyareneetaylor - Escritora *Best seller* y activista body positive

Stefy Fernandez @stefyactiva - Nutricionista anti dieta y alimentación intuitiva

@stopgordofobiaoficial - Cuenta de concientización sobre la gordofobia

Victoria Lozada @nutritionisthenewblack - Nutricionista Anti dieta y alimentación intuitiva

Ximena Serrano @comerparaelalma_cr - Experta en Psiconutrición y TCA. Nutrición real y salud integral. Enfoque no centrado en el peso

www.ingramcontent.com/pod-product-compliance
Lightning Source LLC
Chambersburg PA
CBHW051425280526
45785CB00003B/1161